汉竹编著●亲亲乐读系列

张素芳

小儿推拿技法图谱

张素芳 主审

周奕琼 刘晓峰 主编

扫描二维码，
观看小儿推拿视频

U0260646

江苏凤凰科学技术出版社
·南京·

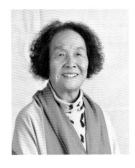

张素芳 教授

博士生导师
全国老中医药专家学术经验继承指导老师
世界中医药学会联合会小儿推拿专业委员会顾问
"孙重三小儿推拿"传承人
医师执业证书编码：141370000000718

近六十年来，她一直工作在小儿推拿临床、教学、科研一线。她诊病强调四诊合参，取穴灵活，随症加减，相辅相成；教学上，她把一生所学予以分享，培养了大量优秀小儿推拿人才；科研上，她开创了手法运动生物力学研究新领域。可谓仁心妙手，孜孜不倦，医德高尚，誉满杏林，被尊为业界大家。

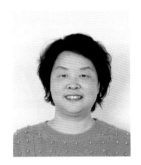

周奕琼 主任

世界中医药学会联合会小儿推拿专业委员会理事
小儿推拿大家张素芳教授直系传人及学术继承人
承康小儿推拿及宝乐齐小儿推拿全国连锁品牌创始人
"孙重三小儿推拿"传承人

参编小儿推拿专著多部，一直从事小儿推拿临床及教学工作。2005年与张素芳教授联合创办承康小儿推拿门诊部，经过10多年的努力，目前是国内规模较大的小儿推拿治疗保健及学术交流机构。

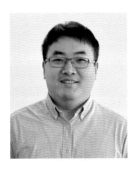

刘晓峰 主任

医学硕士
小儿推拿大家张素芳教授学术传承人
"孙重三小儿推拿"传承人
医师执业证书编码：141370103000701

参编小儿推拿专著2部，在儿童常见疾病以及新生儿黄疸、遗尿、先天性巨结肠等多项病症治疗中有较为丰富的经验。

编委

邢晓君　王　见　韩　煦　吉海燕　王文君　季　喆
姜洁思　许　玲　李　敏

导读

本书由张素芳教授主审,由其直传弟子将其50多年行医经历进行总结,整合其小儿推拿手法、常见病治疗和独家经验分享而成,运用中医传统小儿推拿对婴幼儿常见的呼吸系统、消化系统、五官科疾病及运动障碍功能康复等,进行专业的治疗保健指导。

书中收录92个小儿常用穴位及对应推拿手法标准演示,囊括了头面部、胸腹部、四肢部和腰背部等小儿常见推拿穴位,详尽说明其定位、功效、推拿时间,并将每个穴位的主治病症标出,家长可以根据病症找穴位,在家就能为孩子保健、治病。

张素芳教授首次公开增高穴、鼻咽点等24种特色小儿推拿穴位,这是她经过无数次临床实践总结出来的,让家长不再为孩子长不高、鼻炎等问题而烦恼。

更针对42种宝宝常见病症和8种日常保健,张素芳教授开出推拿方。几乎所有推拿方,都得到众多家长的认可,成功治愈了很多孩子。每个方子涉及的穴位,都配有详细的操作示意图和内文页码,方便读者快速查找穴位具体解说。

本书还有真人图片、二维码视频,由专家亲自演示穴位的推拿手法,标准到位、清晰明了,家长跟着做,不怕找不到穴位,不愁手法不对。

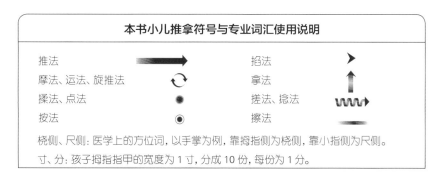

本书小儿推拿符号与专业词汇使用说明

推法	➡	掐法	➤
摩法、运法、旋推法	↻	拿法	↑
揉法、点法	●	搓法、捻法	〰➤
按法	◉	擦法	↑

桡侧、尺侧: 医学上的方位词,以手掌为例,靠拇指侧为桡侧,靠小指侧为尺侧。

寸、分: 孩子拇指指甲的宽度为1寸,分成10份,每份为1分。

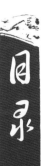

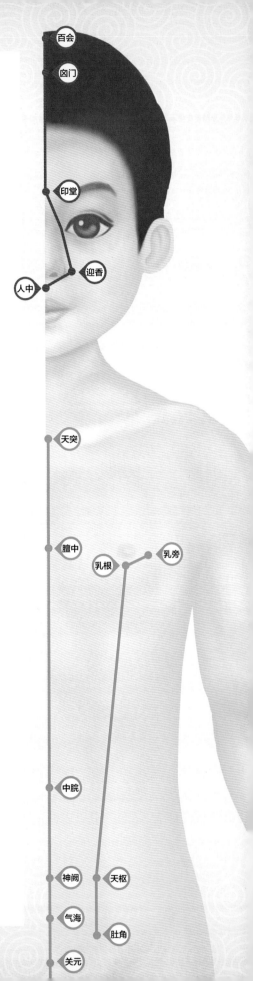

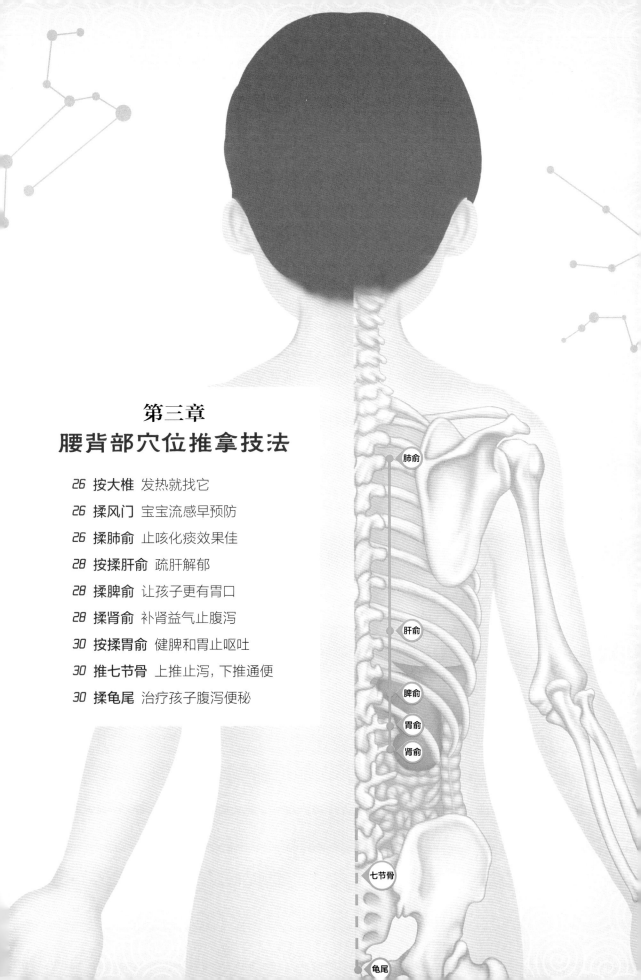

第三章
腰背部穴位推拿技法

肺俞

肝俞

脾俞

胃俞

肾俞

七节骨

龟尾

第四章
上肢部穴位推拿技法

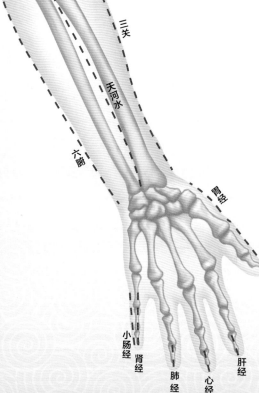

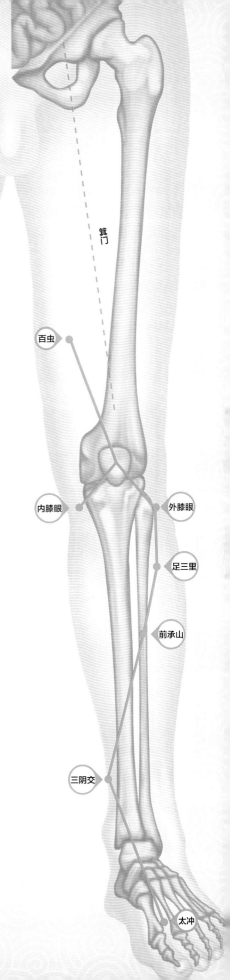

第五章
下肢部穴位推拿技法

箕门

百虫

内膝眼

外膝眼

足三里

前承山

三阴交

太冲

第六章
张素芳特色穴位推拿技法

第七章
50 年经典小儿推拿验方

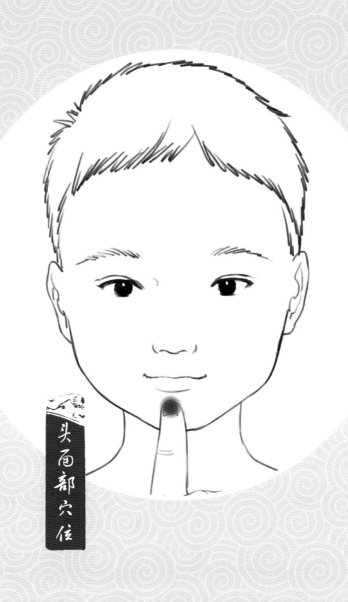

头面部穴位

第一章

头面部穴位推拿技法

开天门 主治感冒发热

30~50次

> 开天门法，凡推，皆用葱姜水，浸医人大指，若儿病重者，须以麝香末粘医人指上用之。 ——《保赤推拿法》

主　治 ▶ 感冒发热，头痛，精神萎靡，惊惕不安。

操作部位 ▶ 眉心至前发际成一直线。

专家手法 ▶ 术者两拇指自孩子眉心向额上交替直推至发际，30~50次，此操作法称开天门。

独家经验 ▶ 作为起式手法，推24次，每病必用，每人必用。若治疗头面及眼鼻病变，推30~50次。对体质虚弱、出汗较多、佝偻病孩子慎用。

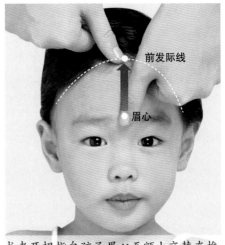

术者两拇指自孩子眉心至额上交替直推

推坎宫 外感发热不用急

30~50次

> 推坎宫法。法治外感内伤均宜。医用两大指，春夏蘸水，秋冬蘸葱姜和真麻油。由小儿眉心上，分推两旁。 ——《厘正按摩要术》

主　治 ▶ 感冒发热，头痛，惊风，目赤痛。

操作部位 ▶ 自眉心起至眉梢成一横线。

专家手法 ▶ 术者两拇指自孩子眉心分推至眉梢，推30~50次，称推坎宫或推眉弓。

独家经验 ▶ 治疗孩子外感发热、头痛，最好配合开天门100~150次，再推坎宫100~150次，运太阳100~150次，合用效果更好。也可以推完后用掐按坎宫来增强疗效。

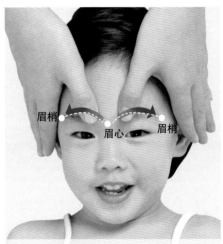

术者两拇指自孩子眉心分推至眉梢

运太阳 改善孩子头痛

30~50次

> 医用两大指运儿太阳，往耳转为泻，眼转为补是也。 ——《小儿推拿广意》

主　治 ▶ 感冒发热，有汗无汗，头痛，目赤痛等。

操作部位 ▶ 两眉后凹陷处。

专家手法 ▶ 术者用两手托扶孩子头部，再以两拇指运之，运30~50次，向眼为补，向耳为泻。也可用揉法。

独家经验 ▶ 主要用于外感发热。若外感表实、无汗，头痛用泻法，向耳朵方向运；若外感表虚、自汗，内伤头痛用补法，向眼睛方向运。

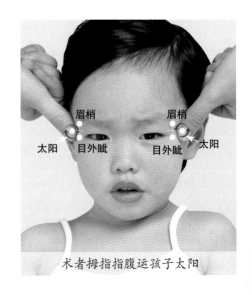

术者拇指指腹运孩子太阳

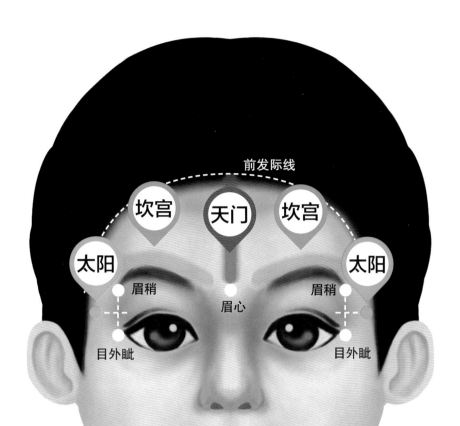

摩揉百会 安神定惊保健穴

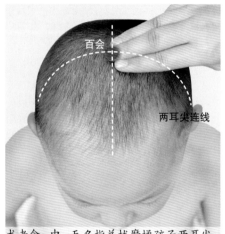

术者食、中、无名指并拢摩揉孩子两耳尖直上，头顶中央旋毛处

> 百会由来在顶心，此中一穴管通身。
> ——《幼科铁镜》

主　治▶ 头痛，惊风，目眩，脱肛，遗尿，慢性腹泻等症。

操作部位▶ 两耳尖直上，头顶中央旋毛中。

专家手法▶ 术者右手拇指指腹或食、中、无名指三指摩揉之，揉100~200次。

独家经验▶ 孩子有恶心、呕吐及痢疾、反复便意时，注意不能操作此法，否则会加重病情。遇腹痛不止甚至大便出血，可用艾灸百会治疗。

推囟门 惊风鼻塞就找它

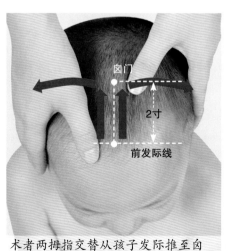

术者两拇指交替从孩子发际推至囟门，再分推两侧

> 小儿虽无病，早起常以膏摩囟上及手足心，甚辟寒风。
> ——《备急千金要方》

主　治▶ 头痛，惊风，鼻塞，鼻出血，囟门不合，神昏烦躁。

操作部位▶ 前发际正中上2寸，百会前骨陷中。

专家手法▶ 术者两手托扶孩子头部，再以两拇指自发际向上轮换推至囟门（囟门未合时，仅推至边缘），称推囟门，推30~50次。再自囟门向两旁分推，推20~30次。

独家经验▶ 正常前囟门在婴儿12~18个月大时方能闭合，临床操作时手法需注意力度，不可用力按压，应在相关医师指导下操作。

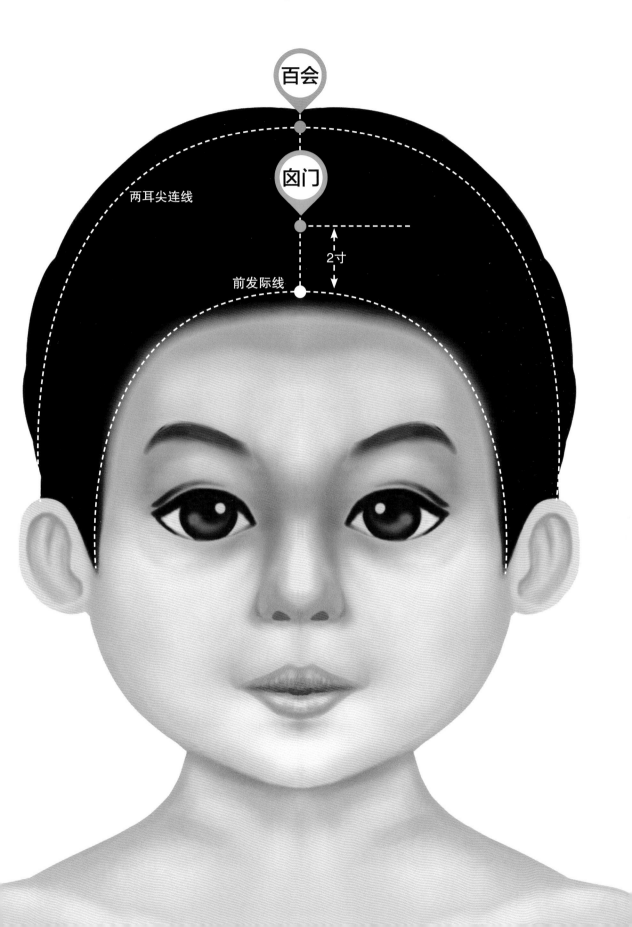

百会

囟门

两耳尖连线

2寸

前发际线

按揉迎香 鼻塞、流涕不用愁

3~5次

> 口眼俱闭，迎香泻。
> ——《按摩经》

主　治 ▶ 鼻塞流涕，口眼歪斜，慢性鼻炎。

操作部位 ▶ 鼻翼旁0.5寸鼻唇沟中。

专家手法 ▶ 术者食、中二指按揉，称按揉迎香，按3~5次，揉20~30次。

独家经验 ▶ 孩子鼻塞时，按揉20~30次，每天2遍。两指按揉直至鼻内有通气的感觉，手法要轻柔。

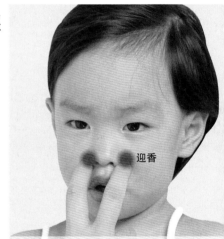
迎香

术者食、中二指按揉孩子鼻翼两侧迎香

掐山根 安神定惊必用

3~5次

> 山根，足阳明胃脉所起。大凡小儿脾胃无伤，则山根之脉不现。
> ——《幼幼集成》

主　治 ▶ 慢惊风，抽搐。

操作部位 ▶ 两目内侧之中，鼻梁上低洼处。

专家手法 ▶ 术者拇指指甲掐之，掐3~5次。

独家经验 ▶ 山根可作望诊用，如山根处青筋显露为脾胃虚寒或惊风，如山根呈赤灰色为赤白痢疾，如山根发青为生病时间较长。

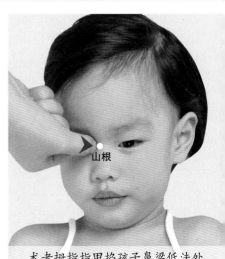
山根

术者拇指指甲掐孩子鼻梁低洼处

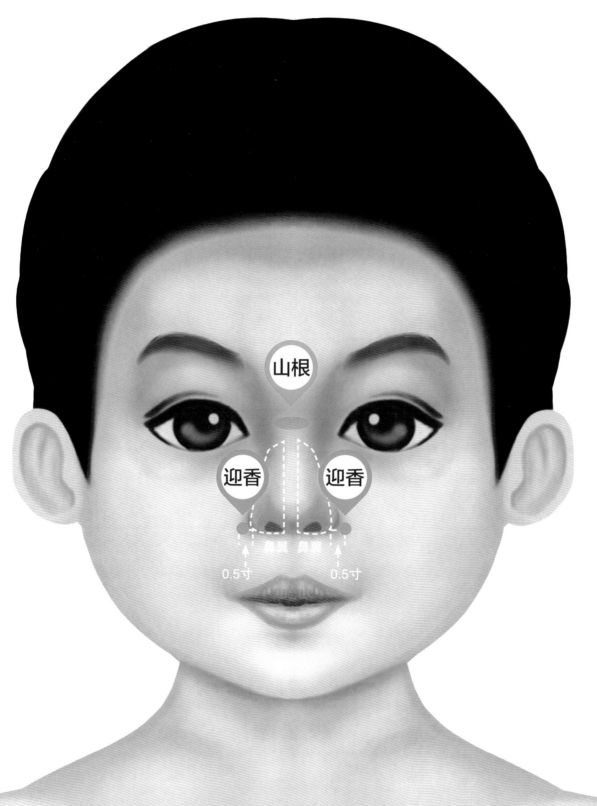

山根

迎香　迎香

鼻翼　鼻翼

0.5寸　　0.5寸

推印堂 提神醒神首选它

20~30次

> 印堂青色受人惊，红白皆由水火侵，若要安然无疾病，镇静
> 清热即安宁。
> ——《小儿推拿广意》

主 治 昏厥抽搐，慢惊风，感冒，头痛。

操作部位 两眉头连线之中间点。该穴为经外奇穴。

专家手法 术者左手扶孩子头部，右手拇指侧面自眉心向上
推至天庭（额头处），推20~30次，继以拇指指甲
掐之。

独家经验 印堂可作为望诊用，如印堂红润、光泽、圆润，是
为身体健康。

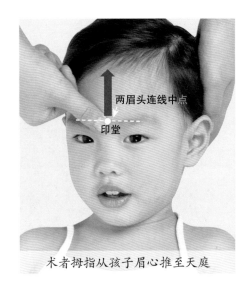

术者拇指从孩子眉心推至天庭

掐人中 昏迷急救要穴

3~5次

> 水沟（在准头下，人中是也）。
> ——《幼科推拿秘书》

主 治 惊风，昏厥，抽搐，唇动。

操作部位 人中沟上1/3与下2/3交界处。

专家手法 术者用拇指指甲掐之，掐3~5次或醒后即止。

独家经验 主要用于急救，对于孩子昏迷、惊厥或抽搐时手法
力度要重，或一直重掐人中直至孩子苏醒。

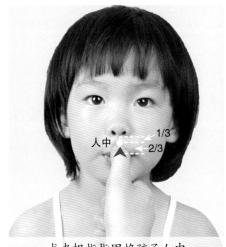

术者拇指指甲掐孩子人中

掐承浆 惊风、抽搐急救穴

3~5次

> 承浆，一名天池，在颐前下唇之下，足阳明任脉之会，开口
> 取之……
> ——《针灸甲乙经》

主 治 惊风抽搐，牙疳（牙龈溃疡出血）面肿，口眼歪斜，
暴哑不言，中暑，消渴。

操作部位 在下唇之下凹陷中。

专家手法 术者用拇指或食指指甲掐之，掐3~5次。

独家经验 治疗小儿流口水，可与补脾经（见34页）、揉脾俞
（见28页）配合，各操作100~500次。本穴同样可
作为望诊用，承浆色泽发黄，为呕吐；色泽发青，
为惊风。

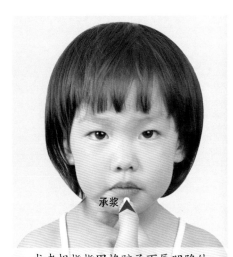

术者拇指指甲掐孩子下唇凹陷处

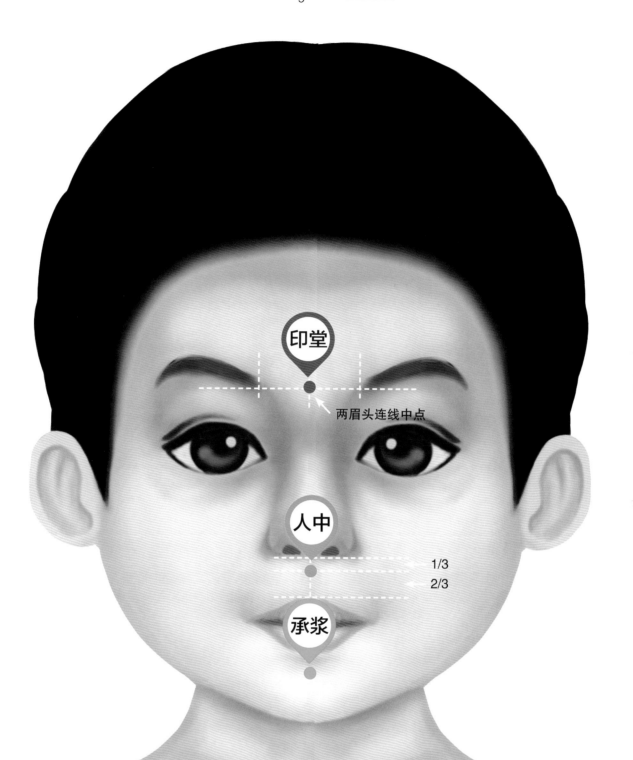

印堂

两眉头连线中点

人中

1/3
2/3

承浆

揉耳后高骨 孩子风寒早预防

30~50次

> 拿耳后穴,属肾经能去风。
> ——《推拿仙术》

主　治 ▶ 感冒,头痛,惊风,痰涎,烦躁不安。

操作部位 ▶ 耳后入发际,乳突后缘高骨下凹陷中。

专家手法 ▶ 术者两手托扶孩子头部,再以中指揉之,揉30~50次,向前为补,向后为泻。

独家经验 ▶ 与开天门(见2页)、推坎宫(见2页)、运太阳(见2页)合称为头面部四大手法。手法和运太阳相似。揉此穴24次后,再用拇指掐本穴30次,可预防小儿惊风。

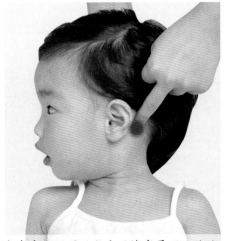

术者中指揉耳后乳突后缘高骨下凹陷处

 揉牙关 治牙痛见效快

30次

> 按牙关:牙关在两牙腮尽近耳处。用大中二指,对过着力合按之,治牙关闭者即开。
> ——《厘正按摩要术》

主　治 ▶ 牙关紧闭,口眼歪斜,牙痛。

操作部位 ▶ 耳垂下1寸,下颌骨凹陷中。

专家手法 ▶ 术者拇指或中指揉之,揉约30次。

独家经验 ▶ 临床上应用于牙关紧闭、多动、睡觉磨牙等。若口眼歪斜则多用掐揉牙关,揉3掐1,约30次。

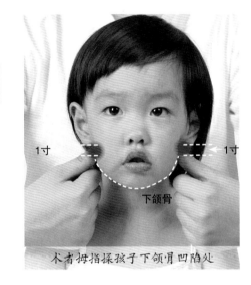

1寸　　　　1寸

下颌骨

术者拇指揉孩子下颌骨凹陷处

 推桥弓 对付小儿惊风、斜颈

50~100次

主　治 ▶ 斜颈,项强,惊风。

操作部位 ▶ 在颈部两侧沿胸锁乳突肌成一线。

专家手法 ▶ 术者拇指或食、中二指推之,推50~100次。

独家经验 ▶ 每天推桥弓、推天柱骨(见12页)、揉列缺(前臂桡处,腕横纹上1.5寸)、揉阳陵泉(小腿外侧,腓骨小头前下方凹陷),每穴2分钟,推桥弓时按住孩子肩膀,扶住孩子头部,使孩子头部渐渐向健康的一侧倾斜,幅度由小渐大,反复数次即可,对治疗孩子脖颈肌肉僵硬有很好的效果。

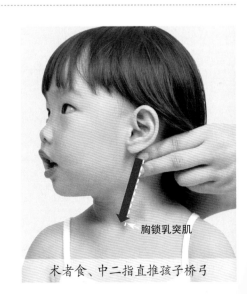

胸锁乳突肌

术者食、中二指直推孩子桥弓

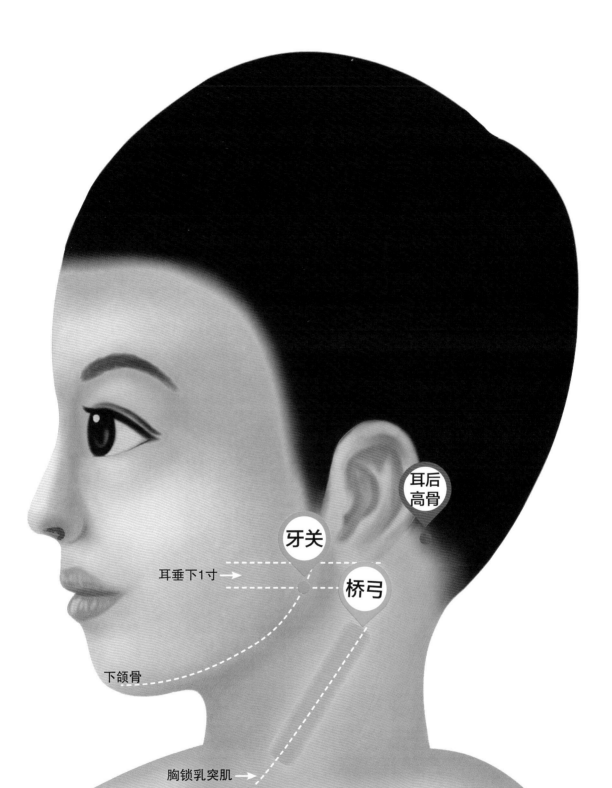

耳后
高骨

牙关

耳垂下1寸 →

桥弓

下颌骨

胸锁乳突肌 →

掐风池 祛风散寒止头痛

3~5次

> 风池,在颞颥(眼和前额之后,颧弓之上,耳之前)后发际陷者中,足少阳、阳维之会。 ——《针灸甲乙经》

主 治 ▶	头项强痛,目眩,热病汗不出。
操作部位 ▶	后发际(颈项上部)两侧凹陷处。
专家手法 ▶	术者立于孩子身后,左手四指抚孩子前额,右手拇、食二指同时于两穴掐之,掐3~5次。也可用拿法。
独家经验 ▶	掐风池可治疗外感风寒引起的头痛、头晕。

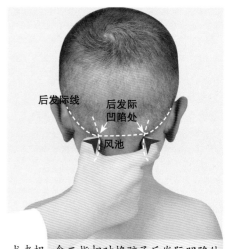

后发际线　后发际凹陷处　风池

术者拇、食二指相对掐孩子后发际凹陷处

推天柱骨 止呕、治头痛要穴

100~500次

主 治 ▶	后头痛,项强痛,呕吐,发热。
操作部位 ▶	颈后发际正中至大椎成一直线。
专家手法 ▶	术者拇指或食、中二指指腹自上向下直推,称推天柱骨,又称推天柱,推100~500次。
独家经验 ▶	手指蘸凉水推,操作力度先轻后重,直至局部皮肤出现潮红为止,长期推拿,可以缓解孩子头痛、项强、呕吐等症。

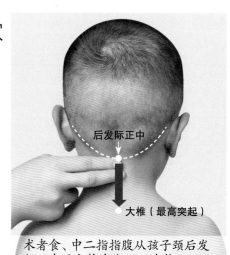

后发际正中

大椎(最高突起)

术者食、中二指指腹从孩子颈后发际正中至大椎自上而下直推

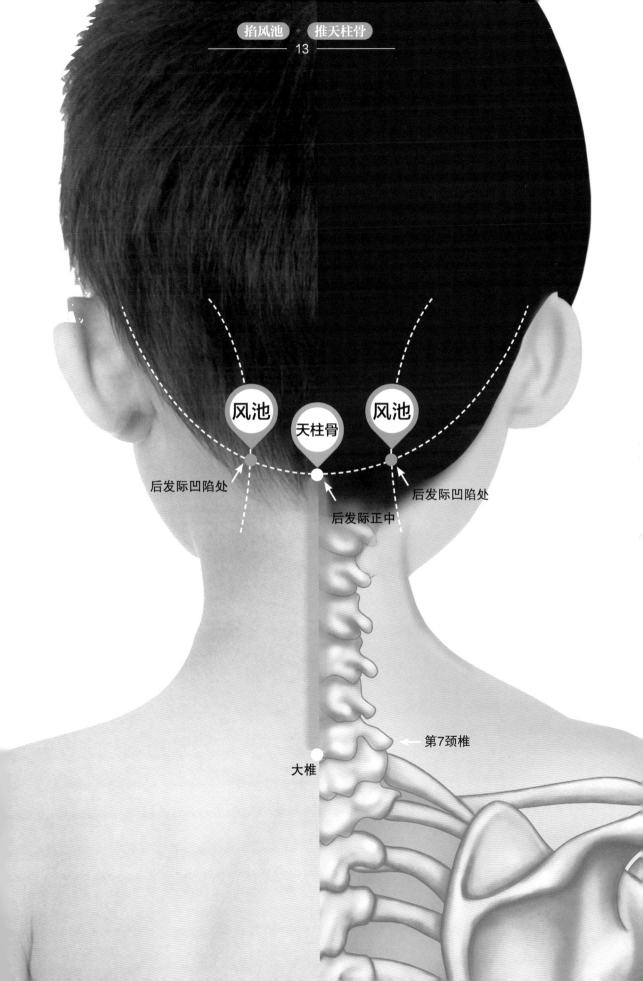

风池

天柱骨

风池

后发际凹陷处

后发际正中

后发际凹陷处

第7颈椎

大椎

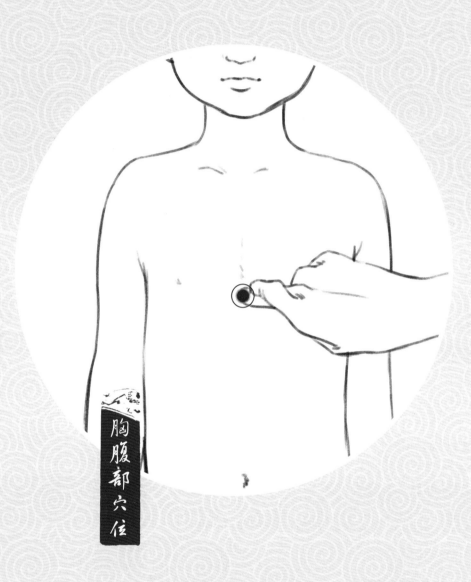

胸腹部穴位

第二章

胸腹部穴位

推拿技法

揉天突 治咳嗽、止呕吐

30~50次

天突，一名玉户，在颈结喉下二寸，中央宛宛中，阴维、任脉之会，低头取之……
——《针灸甲乙经》

主　　治▶ 痰壅气急，咳喘胸闷，咳痰不爽，恶心呕吐，咽痛。

操作部位▶ 胸骨切迹上缘凹陷正中，属任脉。

专家手法▶ 术者中指指腹揉之，或先按继而揉之，揉30~50次，又称按揉天突。也可用捏挤法。

独家经验▶ 治疗咳嗽时可采用术者一边揉天突，孩子一边吐气的方法，重复数次就能起到止咳功效。

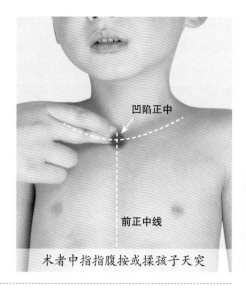

术者中指指腹按或揉孩子天突

推揉膻中 止咳宣肺可推揉

20~30次

膻中，一名元儿，在玉堂下一寸六分陷者中，任脉气所发，仰而取之……
——《针灸甲乙经》

主　　治▶ 胸闷气喘，呕吐呃逆，痰喘咳嗽。

操作部位▶ 两乳头连线中点凹陷处。

专家手法▶ 术者两手四指抚孩子两胁，两拇指同时于膻中向左右分推20~30次；再以食、中指由胸骨柄向下推至膻中，推20~30次；最后以食、中指或拇指按揉之。也可单用揉法、摩法。

独家经验▶ 本穴为治疗呼吸系统疾病的常用穴，临床上还常用此穴拔罐，治疗小儿急性支气管炎。

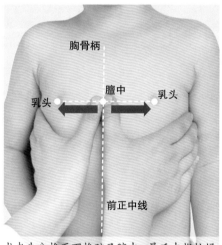

术者先分推再下推孩子膻中，最后中指按揉

揉乳根 揉揉胸口真舒畅

30~50次

乳穴（在两乳下）。
——《幼科推拿秘书》

主　　治▶ 胸闷，胸痛，咳嗽，气喘。

操作部位▶ 第5肋间隙，乳头直下0.2寸。

专家手法▶ 术者双手拇指指腹揉，或者单手食指与中指分开同时揉两侧乳根，揉30~50次。

独家经验▶ 每天早晚各1次，坚持揉乳根30~50次，对孩子各种气郁胸闷都有很好的缓解作用。

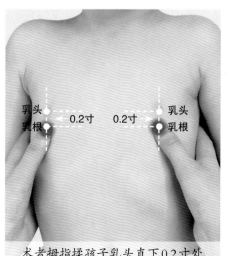

术者拇指揉孩子乳头直下0.2寸处

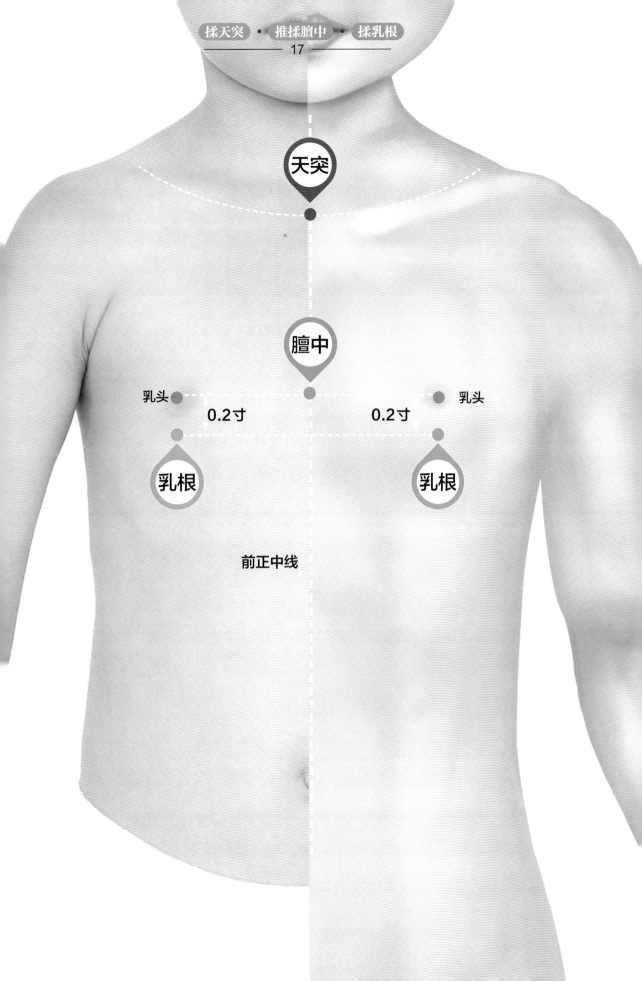

天突

膻中

乳头　0.2寸　0.2寸　乳头

乳根　　　　乳根

前正中线

揉乳旁 （30~50次） 胸闷咳嗽揉一揉

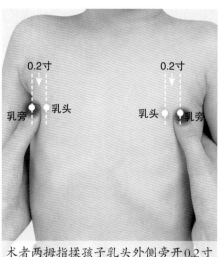

> 奶旁即乳旁。用右手大指按之，治咳嗽，止呕吐，左右同。
> ——《厘正按摩要术》

主　治▸ 胸闷，咳嗽，痰鸣，呕吐。
操作部位▸ 乳头外侧旁开0.2寸。
专家手法▸ 术者两拇指指腹揉之，称揉乳旁，揉30~50次。
独家经验▸ 治疗孩子咳嗽时，可以双手拇指、食指分开，分别按揉同侧的乳旁和乳根（见16页），同时揉4处穴位，操作30~50次，能加强理气化痰止嗽的作用。

术者两拇指揉孩子乳头外侧旁开0.2寸

揉中脘 （100~200次） 胃痛揉揉就见效

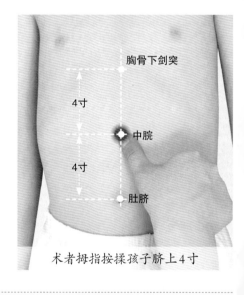

> 中脘在心窝下，胃腑也，积食滞在此。
> ——《幼科推拿秘书》

主　治▸ 胃脘痛，腹痛，腹胀，食积，呕吐，泄泻，食欲不振，打嗝。
操作部位▸ 脐上4寸，胸骨下端剑突至脐连线的中点。
专家手法▸ 术者右手拇指或四指按而揉之，揉100~200次。也可用摩法。
独家经验▸ 治疗胃气上逆、呕吐等可推中脘，自喉咙从上往下推至中脘，推50~100次；但是反向操作时，有使孩子呕吐的记载，所以操作中要注意推拿方向不要弄错。

术者拇指按揉孩子脐上4寸

摩腹 （300~500次） 健脾胃、止腹泻

> 摩腹。用掌心，团摩满腹上，治伤乳食。
> ——《厘正按摩要术》

主　治▸ 腹痛，腹胀，恶心呕吐，食积便秘，厌食，伤乳食泻。
操作部位▸ 腹部。
专家手法▸ 术者用掌或四指摩腹部，称摩腹，摩300~500次。逆时针摩为补，顺时针摩为泻，往返摩之为平补平泻。
独家经验▸ 对于脾虚、寒湿型的腹泻、伤乳食泻，逆时针摩能健脾止泻；对于便秘、腹胀、厌食等，顺时针摩能消食导滞通便。

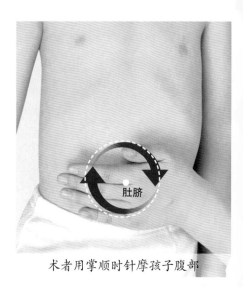

术者用掌顺时针摩孩子腹部

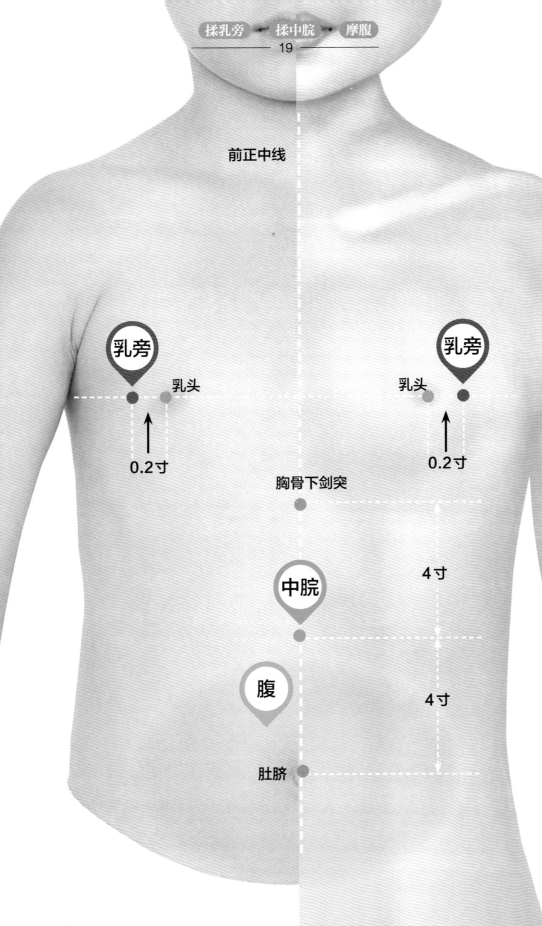

前正中线

乳旁

乳旁

乳头

乳头

0.2寸

0.2寸

胸骨下剑突

中脘

4寸

腹

4寸

肚脐

摩神阙 温中补虚
100~200次

> 摩神阙，神阙即肚脐……治腹痛，并治便结。
> ——《厘正按摩要术》

主　　治▶ 泄泻，呕吐，腹胀腹痛，消化不良，厌食，疳积，肠鸣，痢疾，便结，脱肛。

操作部位▶ 神阙即肚脐。

专家手法▶ 令孩子仰卧，术者用右手掌心摩孩子肚脐，摩100~200次。

独家经验▶ 顺时针摩为泻，逆时针摩为补。顺时针可清热消滞化食，主治大便燥结、伤食泄泻、食积肠鸣、暑泻、腹胀作痛；逆时针可温阳补虚，主治水泻、疳积、虚寒腹痛。

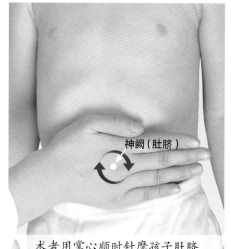
术者用掌心顺时针摩孩子肚脐

揉天枢 不消化就揉它
100~200次

> 揉天枢，天枢穴在膻中两旁两乳之下。揉此以化痰止嗽，其揉法以我大食两指，八字分开，按而揉之。——《幼科推拿秘书》

主　　治▶ 腹胀，腹痛，腹泻，痢疾，便秘，食积不化。

操作部位▶ 脐旁2寸，左右各一。

专家手法▶ 术者两拇指揉之，揉100~200次。

独家经验▶ 配合神阙（肚脐）同时操作，可以右手中指按脐，食指与无名指各按两侧天枢穴同时揉动，揉100~200次。

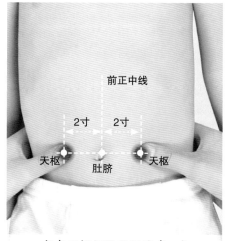
术者两拇指揉孩子脐旁2寸

逆摩丹田 远离尿床
100~200次

> 摩丹田。丹田在脐下，以掌心由胸口直摩之，得八十一次，治食积气滞。
> ——《厘正按摩要术》

主　　治▶ 小腹胀痛，腹泻，疝气，遗尿，脱肛。

操作部位▶ 小腹部，在脐下2.5寸。

专家手法▶ 术者用掌摩丹田，逆时针摩100~200次（一般丹田都用逆摩法，没有顺摩）。

独家经验▶ 治疗小儿遗尿症时，可揉丹田100次，再用力揉三阴交（见68页）20~50次，有很好的效果。

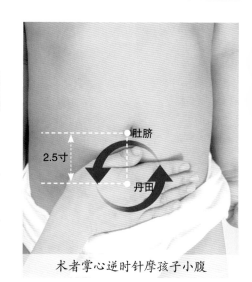
术者掌心逆时针摩孩子小腹

前正中线

2寸　　2寸

天枢　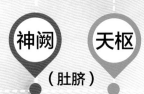神阙　天枢

（肚脐）

2.5寸

丹田

揉气海　专治各种腹痛

100~300次

> 气海，一名脖胦，一名下肓。在脐下一寸五分，任脉气所发……
> ——《针灸甲乙经》

主　治▶ 腹痛，腹泻，遗尿，脱肛，疝气。

操作部位▶ 脐下1.5寸。

专家手法▶ 术者用拇指或中指或掌根揉，揉100~300次。也可用按法。

独家经验▶ 本穴配合关元同样可以治疗孩子遗尿，每晚孩子临睡前，术者用掌心同时按压这两处穴位，继而逆时针摩300~500次。注意孩子腹部保暖，不要着凉。

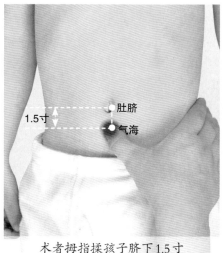

术者拇指揉孩子脐下1.5寸

揉关元　赶走腹痛、腹泻

100~300次

> 关元穴（脐下宽平处，与下气海相连）。
> ——《幼科推拿秘书》

主　治▶ 虚寒性腹痛，腹泻，痢疾，遗尿。

操作部位▶ 脐下3寸，肚脐下缘和耻骨上缘连线的中点。

专家手法▶ 令孩子仰卧，术者用中指指腹或用掌揉，揉100~300次。也可用按法、摩法。

独家经验▶ 揉关元可治疗虚寒性腹痛，操作时先补脾经（见34页）300次，揉板门（见46页）300次，再按揉关元100~150次，可缓解孩子腹部疼痛感。

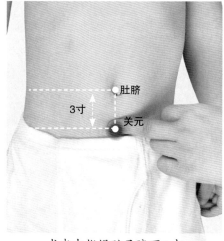

术者中指揉孩子脐下3寸

拿肚角　有效治疗便秘腹痛

3~5次

> 按肚角。肚角在脐之旁。用右手掌心按之，治腹痛亦止泄泻。
> ——《厘正按摩要术》

主　治▶ 腹痛，腹泻，腹胀，痢疾，便秘。

操作部位▶ 脐下2寸，旁开2寸两大筋。

专家手法▶ 术者用拇、食、中三指向深处拿之，一拿一松为1次，拿3~5次。

独家经验▶ 拿肚角是治疗顽固性便秘、先天性巨结肠的主要手法。但刺激性较强，一般拿3~5次即可，时间不宜过长。

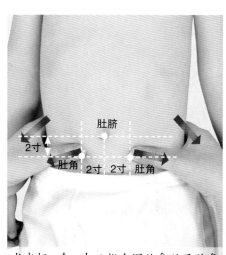

术者拇、食、中三指向深处拿孩子肚角

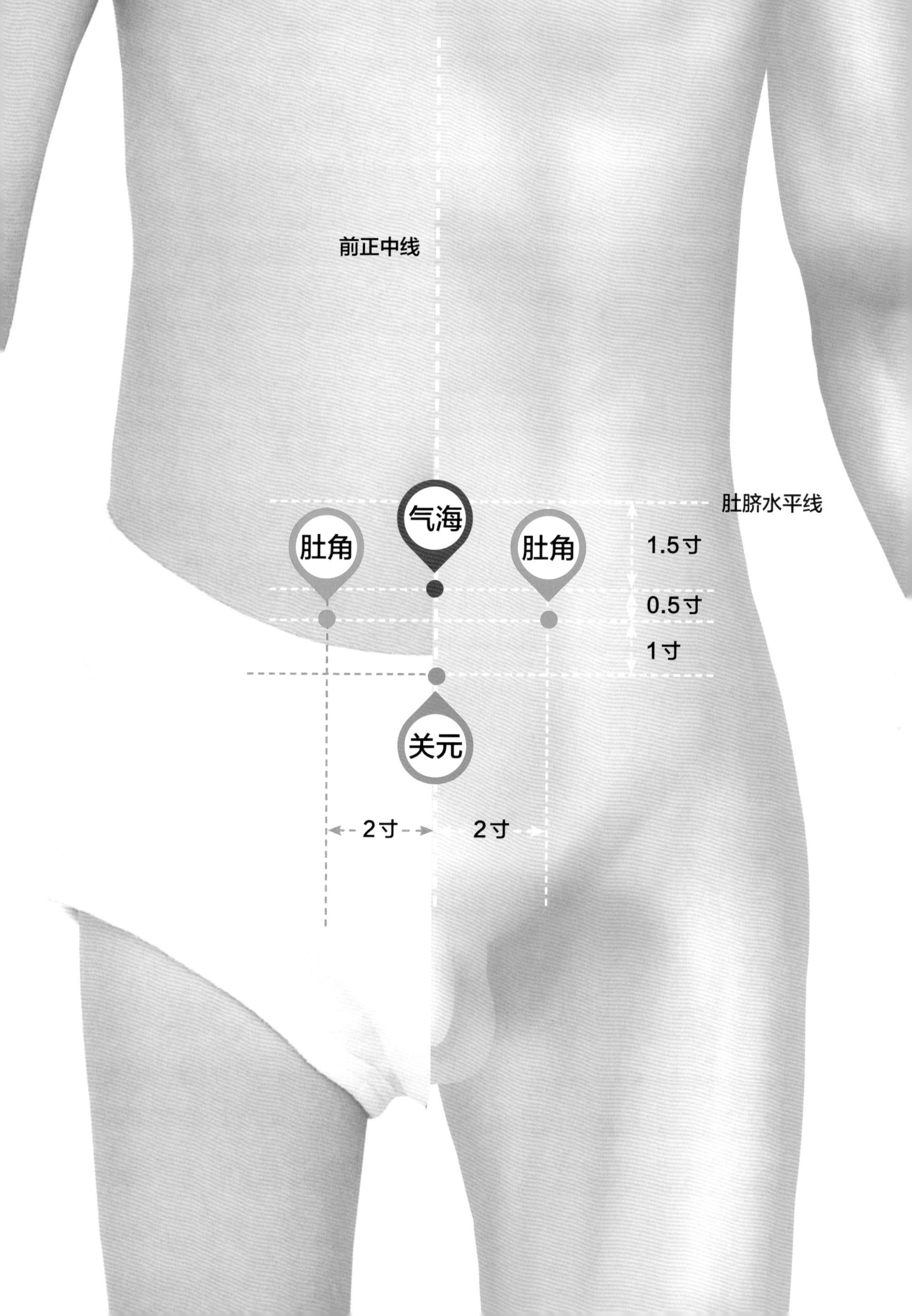

前正中线

气海

肚角

肚角

肚脐水平线

1.5寸

0.5寸

1寸

关元

2寸

2寸

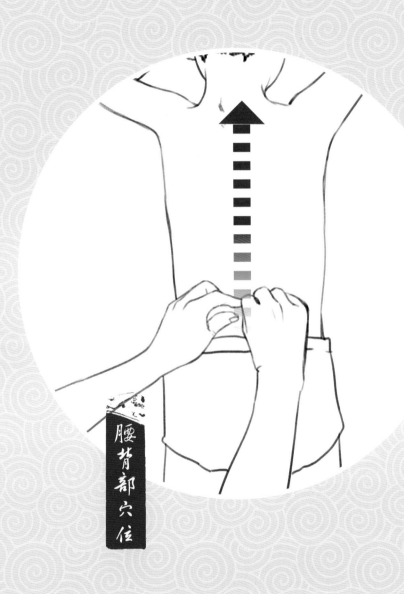

腰背部穴位

第三章

腰背部穴位推拿技法

按大椎 发热就找它
30~50次

主　　治 ▶ 发热，项强，咳嗽，感冒，百日咳。

操作部位 ▶ 第7颈椎棘突下凹陷中。

专家手法 ▶ 术者中指指腹按或揉，称按大椎或揉大椎，按揉30~50次。也可用拿法。

独家经验 ▶ 治疗风寒感冒时，术者应先将两手掌心搓热，然后按揉孩子脖颈大椎的位置，效果更好。此外每天拿大椎30~50次，对治疗孩子百日咳有一定的效果。

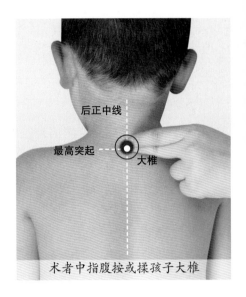

术者中指腹按或揉孩子大椎

揉风门 宝宝流感早预防
20~30次

> 风门穴（在脊骨二节下）。
> ——《幼科推拿秘书》

主　　治 ▶ 感冒，咳嗽，气喘，鼻塞。

操作部位 ▶ 第2胸椎棘突下（第2胸椎与第3胸椎间）旁开1.5寸。

专家手法 ▶ 术者两手四指扶孩子肩，再以两拇指指腹揉之，称揉风门，揉20~30次。

独家经验 ▶ 流感高发季节，每天为孩子揉风门100~200次，可以预防感冒。

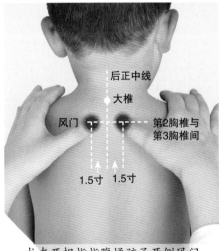

术者两拇指指腹揉孩子两侧风门

揉肺俞 止咳化痰效果佳
50~100次

> 肺俞穴，一切风寒用大指腹蘸姜汤旋推之，左右同。
> ——《推拿仙术》

主　　治 ▶ 咳嗽，痰鸣，胸闷，胸痛，发热。

操作部位 ▶ 第3胸椎棘突下（第3胸椎与第4胸椎之间）旁开1.5寸。

专家手法 ▶ 术者两手四指抚孩子肩臂处，再以两手拇指指腹揉，揉50~100次，称揉肺俞。

独家经验 ▶ 孩子咳嗽不止时，术者每天揉100~200次，可以止咳。孩子皮肤娇嫩，手法要轻柔，按揉时术者手指可以蘸一些姜葱水，增强疗效。

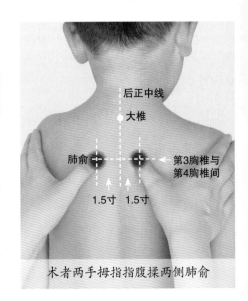

术者两手拇指指腹揉两侧肺俞

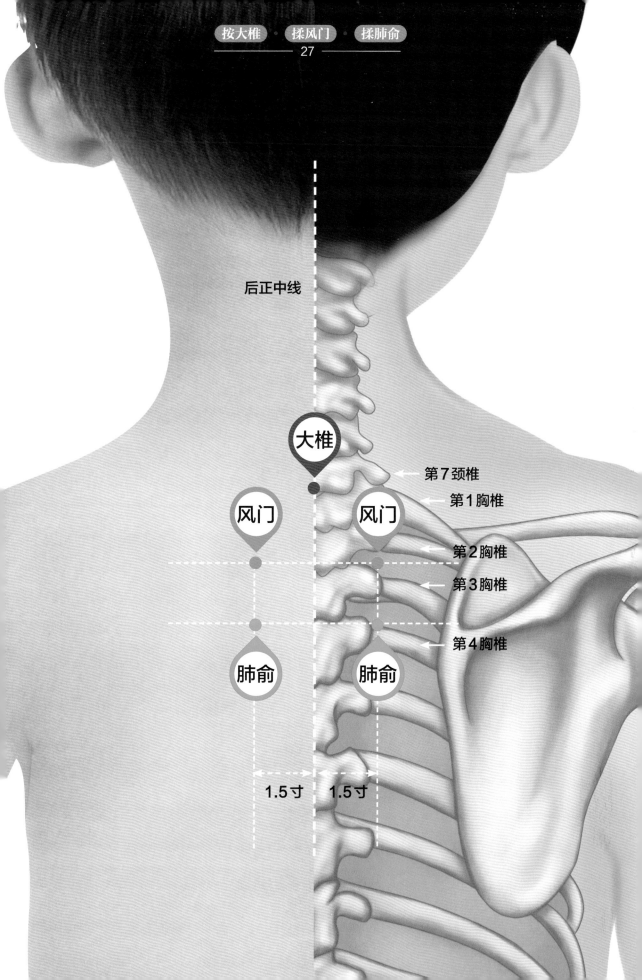

后正中线

大椎

第7颈椎

风门　　　风门

第1胸椎

第2胸椎

第3胸椎

第4胸椎

肺俞　　　肺俞

1.5寸　　1.5寸

按揉肝俞 疏肝解郁

主　治▶ 脊背痛，黄疸、胁痛等肝胆疾病、目赤肿痛、目视不明、夜盲等目系疾病。

操作部位▶ 在背部，第9胸椎棘突下，旁开1.5寸处。

专家手法▶ 术者两手四指抚孩子胁下，两手拇指端按揉，揉50~100次。也可摩肝俞，术者以手四指或掌摩之，摩100~200次。

独家经验▶ 经常与按弦走搓摩（见83页）相配合来缓解肝火旺盛造成的脾气急躁、心烦易怒、口苦咽干，必要时也可选择肝俞挤痧来泻肝火。

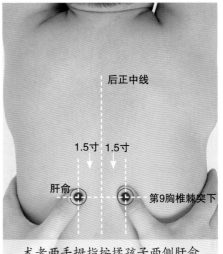

术者两手拇指按揉孩子两侧肝俞

揉脾俞 让孩子更有胃口

主　治▶ 呕吐，腹泻，疳积，食欲不振，黄疸，水肿，慢惊风，四肢乏力等。

操作部位▶ 在背部，第11胸椎棘突下，旁开1.5寸。

专家手法▶ 术者两手四指抚孩子胁下，再以两手拇指指腹揉，揉50~100次。也可用按法、提法。

独家经验▶ 按揉脾俞可治疗孩子厌食，先用两手拇指指腹按压脾俞，一按一松，20次左右，再用两手拇指指腹按揉脾俞。

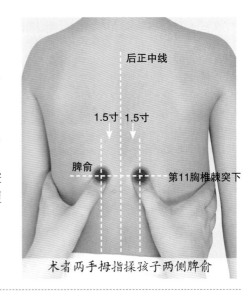

术者两手拇指揉孩子两侧脾俞

揉肾俞 补肾益气止腹泻

主　治▶ 腹泻，便秘，少腹痛，下肢痿软乏力，肾虚气喘等。

操作部位▶ 在腰部，第2腰椎棘突下，旁开1.5寸。

专家手法▶ 术者两手四指抚孩子胁下，再以两手拇指指腹揉，揉50~100次。也可用按法、提法、擦法、摩法。

独家经验▶ 治疗孩子下肢痿软乏力时，可先捏脊（见84页）3~5遍，再揉肾俞50~100次，如结合肢体手法推拿、下肢锻炼治疗，效果更为显著。

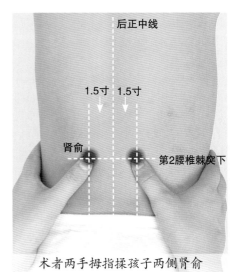

术者两手拇指揉孩子两侧肾俞

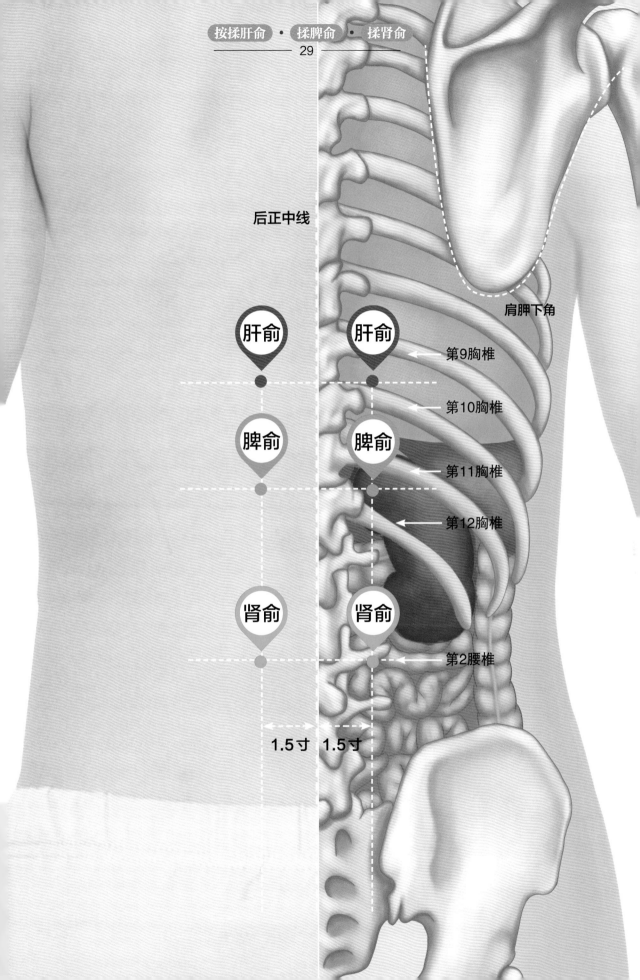

后正中线

肩胛下角

肝俞

肝俞 ← 第9胸椎

第10胸椎

脾俞

脾俞 ← 第11胸椎

第12胸椎

肾俞

肾俞

第2腰椎

1.5寸 1.5寸

50~100次 按揉胃俞 健脾和胃止呕吐

主　治▶ 胃脘痛、呕吐、腹胀、肠鸣等脾胃疾病,胸胁痛。

操作部位▶ 在背部,当第12胸椎棘突下,旁开1.5寸处。

专家手法▶ 术者两手四指抚孩子胁下,两手拇指端按揉,按揉50~100次。也可重提胃俞,术者两拇指和食指指腹相对用力夹持穴位反复做提起、放下动作,重提5~10次。

独家经验▶ 按揉胃俞可有效地缓解因脾胃不和造成的呕吐腹胀等。若孩子积食较重,除了配合摩腹(见18页)、摩中脘(见18页),也可选择胃俞挤痧。

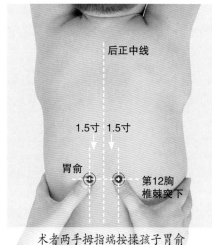

术者两手拇指端按揉孩子胃俞

 100~200次 推七节骨 上推止泻,下推通便

主　治▶ 泄泻,便秘,脱肛。

操作部位▶ 第4腰椎至尾椎骨端成一直线。

专家手法▶ 术者拇指桡侧面或食、中二指指腹自下而上或自上而下做直推,分别称推上七节骨和推下七节骨,推100~200次。

独家经验▶ 推七节骨可以同时治腹泻和便秘两种相反的病症,但是两者的操作手法不同,治疗时要对症操作,推上七节骨为温阳止泻,推下七节骨为泻热通便,错误操作会加重病情。

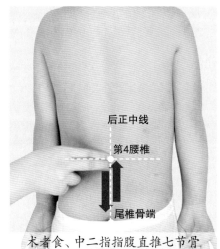

术者食、中二指指腹直推七节骨

 100~300次 揉龟尾 治疗孩子腹泻便秘

> 掐龟尾:掐龟尾并揉脐,治儿水泻、乌痧、膨胀、脐风、月家盘肠等惊。
> ——《小儿按摩经》

主　治▶ 泄泻,便秘,脱肛,遗尿。

操作部位▶ 尾椎骨端。

专家手法▶ 术者拇指指腹或中指指腹揉之,揉100~300次。

独家经验▶ 揉龟尾对孩子止泻、通便有一定的作用。在操作前要先在术者手指上涂抹爽身粉等,避免揉破孩子皮肤。操作此法时,要等孩子进食结束半小时之后方可进行。

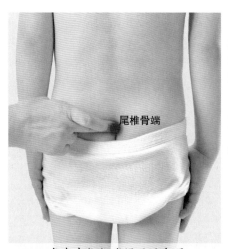

术者中指指腹揉孩子龟尾

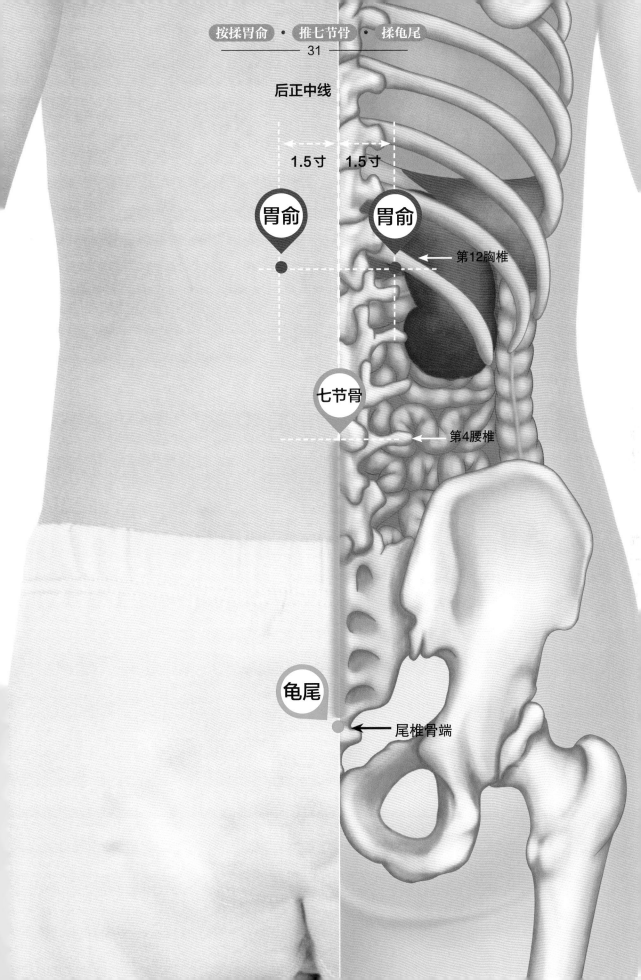

后正中线

1.5寸 1.5寸

胃俞 胃俞

第12胸椎

七节骨

第4腰椎

龟尾

尾椎骨端

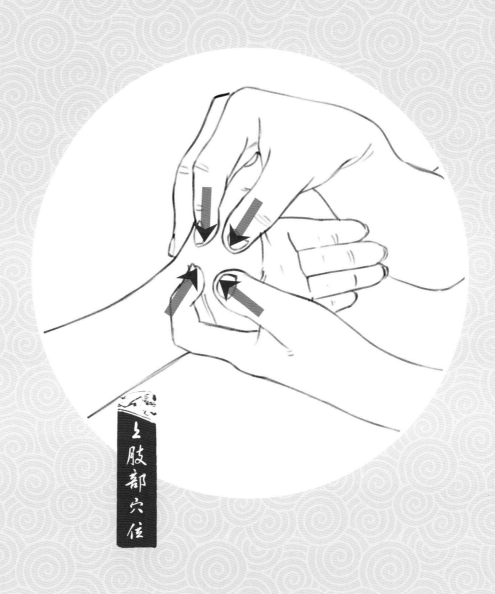

上肢部穴位

第四章

上肢部穴位推拿技法

补脾经　让孩子胃口大开

100~500次

> 唇白气血虚,补脾土为主……补脾土,饮食不消,食后作饱胀满用之。
> ——《推拿仙术》

主　　治▶ 食欲不振,身体消瘦,消化不良等症。

操作部位▶ 拇指桡侧自指尖至指根处。

专家手法▶ 使孩子微屈拇指,术者自指尖推至指根,称补脾经,推100~500次。反之为清。

独家经验▶ 中医将孩子厌食归结为脾胃问题,先补脾经,再配合清胃经(见48页)、清大肠(见48页)各100~500次,顺时针摩腹(见18页)300~500次,捏脊(见84页)3~6遍,可调理孩子脾胃,增进孩子食欲。

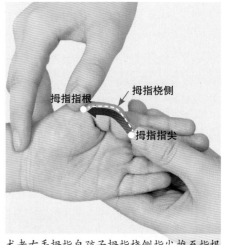

术者右手拇指自孩子拇指桡侧指尖推至指根

清肝经　孩子安静不烦躁

100~500次

> 推肝木,肝木即食指端。蘸汤,侧推之直入虎口,能和气生血。
> ——《厘正按摩要术》

主　　治▶ 惊风,抽搐,烦躁不安,五心烦热等症。

操作部位▶ 食指掌面末节。

专家手法▶ 术者拇指自孩子食指掌面末节横纹起推至指尖,称清肝经,推100~500次。反之为补。

独家经验▶ 肝经宜清不宜补。如果肝虚必须补,也应该补肝经后再清肝经,或用补肾经代替,称为滋肾养肝法。

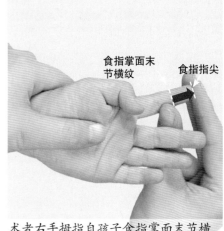

术者右手拇指自孩子食指掌面末节横纹起推至指尖

清心经　口腔溃疡须清心火

100~500次

> 中指端心,三节小肠。
> ——《厘正按摩要术》

主　　治▶ 高热神昏,面赤口疮,小便短赤等。

操作部位▶ 中指掌面末节。

专家手法▶ 术者右手拇指自孩子中指掌面末节横纹起推向指尖为清,称清心经,推100~500次。反之为补。也可用掐法。

独家经验▶ 孩子心火过旺时,会表现为白天特别兴奋,晚上又特别闹腾,十分敏感,还易发生口腔炎症,在家中每天可为孩子操作100~500次,清心火。

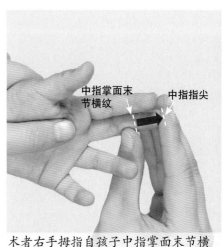

术者右手拇指自孩子中指掌面末节横纹起推至指尖

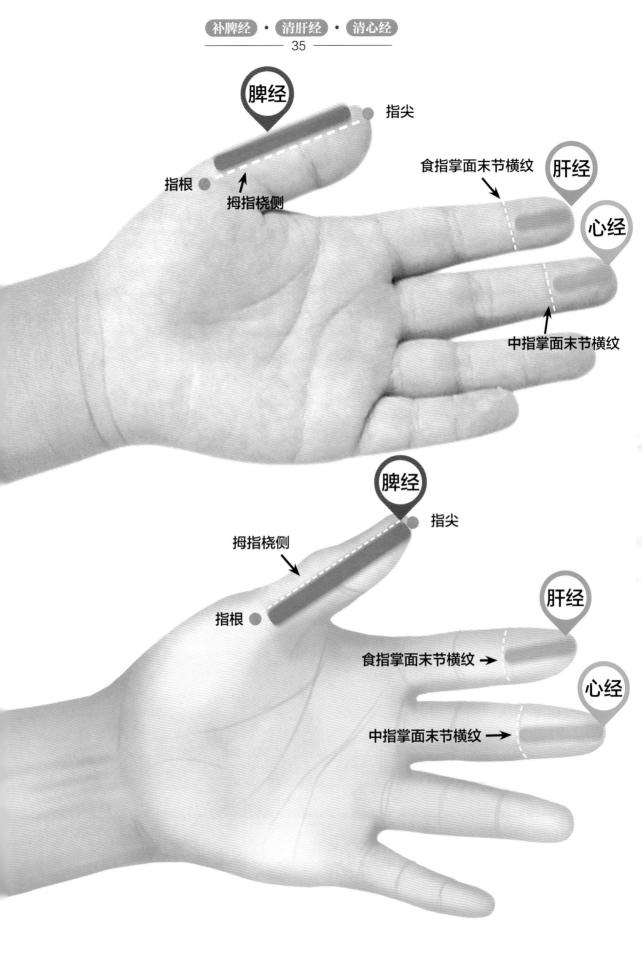

脾经

指尖

指根

拇指桡侧

食指掌面末节横纹

肝经

心经

中指掌面末节横纹

脾经

指尖

拇指桡侧

指根

食指掌面末节横纹

肝经

心经

中指掌面末节横纹

清肺经 感冒鼻炎全解决

100~500次

鼻流清水推肺经为主……到晚昏迷推肺经为主。
——《推拿仙术》

主　　治▶ 肺热痰喘、痰鸣等。

操作部位▶ 无名指掌面末节。

专家手法▶ 术者右手拇指自孩子无名指掌面末节横纹起推至指尖为清，名清肺经，推100~500次。反之为补肺经。

独家经验▶ 孩子如有鼻炎、感冒、流涕等症状，都与肺部火气有关，在治疗时相应地配合头面部四大手法（见10页）各50~100次，清肺经100~500次，再根据病因酌情加减处方。

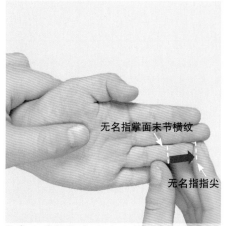

无名指掌面末节横纹
无名指指尖

术者右手拇指自孩子无名指掌面末节横纹起推至指尖

补肾经 久病痊愈补元气

100~500次

在小指正面，向里推能补肾，向外推能利小便，治肾炎。
——《按摩疗法》

主　　治▶ 久病体虚，肾虚久泻，喘息。

操作部位▶ 小指掌面稍偏尺侧，自小指尖直至指根。

专家手法▶ 术者右手拇指自孩子指根推至指尖为补，称补肾经，推100~500次。反之为清。

独家经验▶ 注意心、肝、脾、肺四经的补法是向心方向推，清法是离心方向推；而肾经与此四经补泻方向相反，操作中注意不要混淆。推肾经与推脾经、推心经、推肝经、推肺经统称为推五经（见89页），专治五脏病变。

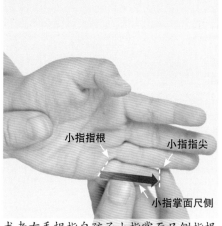

小指指根
小指指尖
小指掌面尺侧

术者右手拇指自孩子小指掌面尺侧指根推至指尖

推小肠 帮助宝宝清热利尿

100~500次

小肠穴：本穴治小儿泄泻最效，不但能利小便，还能升清降浊。
——《小儿推拿学概要》

主　　治▶ 小便赤涩，水泻，午后潮热，口舌糜烂。

操作部位▶ 小指尺侧边缘，自指尖至指根。

专家手法▶ 术者右手拇指自孩子小指指根向指尖直推为清，称清小肠；反之为补，称推补小肠，推100~500次。

独家经验▶ 多用清法，主要用于小便短赤不利或尿闭、泄泻等，有清热利尿，泌别清浊的作用。

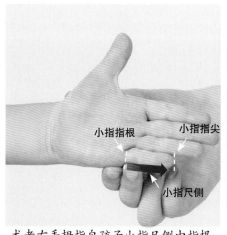

小指指根
小指指尖
小指尺侧

术者右手拇指自孩子小指尺侧由指根推至指尖

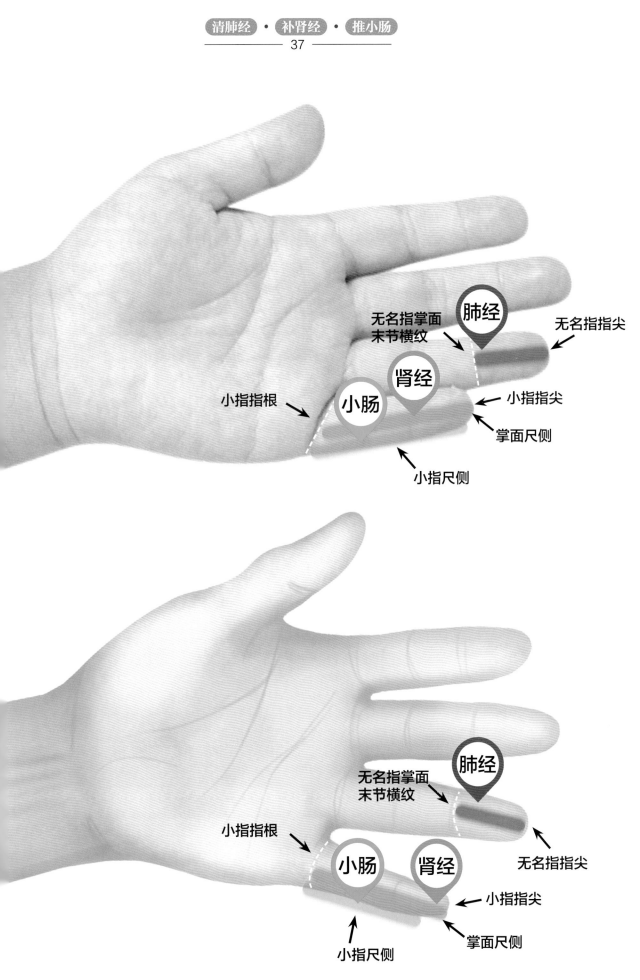

无名指掌面末节横纹

肺经

无名指指尖

肾经

小指指根

小肠

小指指尖

掌面尺侧

小指尺侧

3~5次

掐十宣　提神醒脑治昏厥

> 十王穴，掐之则能退热。
> ——《小儿推拿广意》

主　治▶ 急热惊风，抽搐，心热，烦躁不安，神呆，精神恍惚。

操作部位▶ 两手十指尖，靠近指甲处。

专家手法▶ 术者拇指指甲依次掐之，掐3~5次。

独家经验▶ 主要用于急救，尤其应对中暑、惊厥、高热神昏等昏迷症状。每穴掐3~5次，可治昏厥。

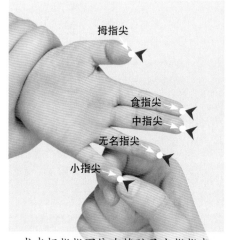

拇指尖
食指尖
中指尖
无名指尖
小指尖

术者拇指指甲依次掐孩子十指指尖

 3~5次

掐揉四横纹　消胀除满见效快

> 四横纹，掐之退脏腑之热，止肚痛，退口眼㖞斜。
> ——《小儿推拿广意》

主　治▶ 腹痛，腹胀，疳积，消化不良，气喘，口唇破裂。

操作部位▶ 食、中、无名、小指第1指间关节之横纹。

专家手法▶ 术者拇指指甲依次掐之，继而揉之，掐3~5次，揉100~500次。

独家经验▶ 治疗孩子腹痛，消化不良时，术者依次掐揉孩子四指1遍，重复操作10遍，可缓解孩子腹部疼痛感。

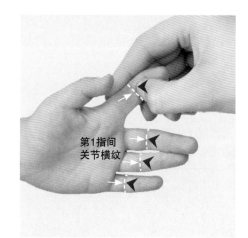

第1指间关节横纹

术者拇指指甲依次掐食、中、无名、小指第1指间关节横纹

 3~5次

掐中冲　宁心醒神可开窍

主　治▶ 中暑，小儿惊风，热病，心烦，心痛，舌强肿痛。

操作部位▶ 手中指末节尖端中央。

专家手法▶ 术者左手夹持住孩子手，使掌心向外、中指向前，再以右手拇指甲掐之，掐3~5次。

独家经验▶ 中冲与大椎（见26页）、合谷（见58页）、外关（腕背横纹上2寸）相配伍，主治小儿惊风。指压中冲用于心绞痛的应急治疗。

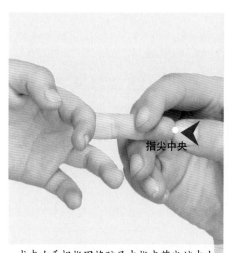

指尖中央

术者右手拇指甲掐孩子中指末节尖端中央

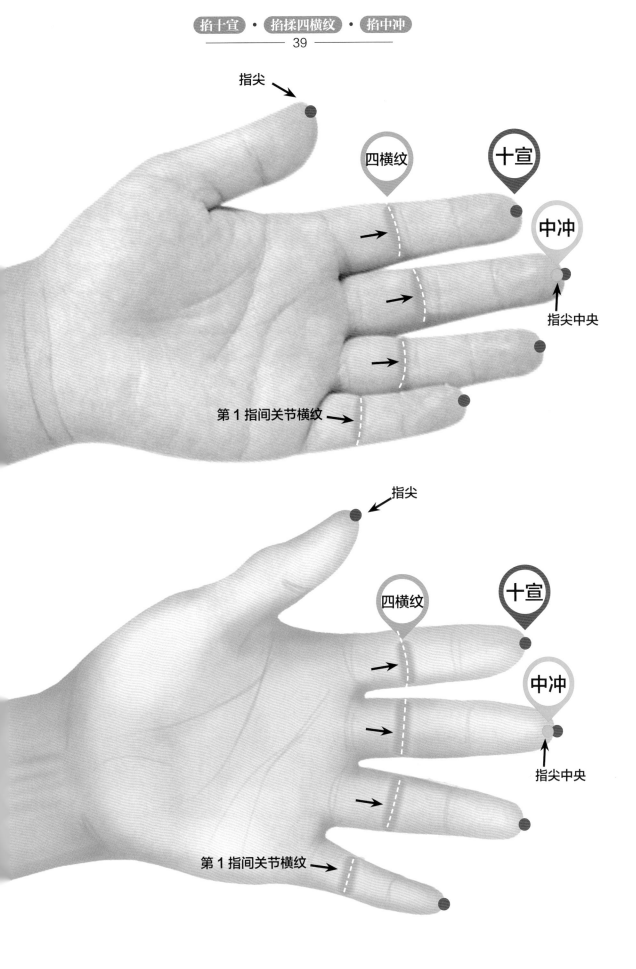

指尖

四横纹

十宣

中冲

指尖中央

第 1 指间关节横纹

3~5次

掐揉小横纹　口疮好得快

> 小横纹，掐之退热除烦，治口唇破烂。
> ——《小儿推拿广意》

主　治▶ 唇裂，口疮，发热，烦躁，腹胀等。

操作部位▶ 手掌面，食、中、无名、小指掌指关节之横纹。

专家手法▶ 术者拇指指甲依次掐之，继以揉之，掐3~5次，揉100~500次。

独家经验▶ 孩子出现口疮时，术者就需要掐孩子小横纹每处3~5次，继以揉之，年龄大的孩子可以增加次数。

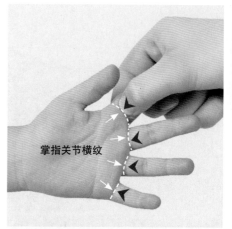
掌指关节横纹

术者拇指指甲依次掐孩子食、中、无名、小指掌指关节横纹

100~500次

揉掌小横纹　咳喘克星

> 小横纹穴：本穴为治喘咳、口舌生疮等症的效穴。又肝区痛疼时，揉之亦有效果。　——《小儿推拿学概要》

主　治▶ 口舌生疮，流涎，肺炎，百日咳及一切痰壅咳喘。

操作部位▶ 掌面，小指根下，尺侧掌纹头。

专家手法▶ 术者拇指或食指或中指揉之，揉100~500次。也可用掐法。

独家经验▶ 本穴是治疗口舌生疮、喘咳的特效穴。对流口水严重、肝区疼痛的孩子也有很好的治疗效果。

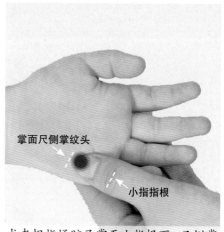
掌面尺侧掌纹头

小指指根

术者拇指揉孩子掌面小指根下，尺侧掌纹头

100~500次

揉肾顶　孩子夜间不盗汗

> 肾顶穴：本穴用于自汗、盗汗或大汗淋漓不止者，有奇效。
> ——《小儿推拿学概要》

主　治▶ 自汗，盗汗，解颅等。

操作部位▶ 小指掌面末端处。

专家手法▶ 术者拇指或食指或中指揉之，揉100~500次。

独家经验▶ 本穴为止汗要穴，遇到孩子盗汗，以揉肾顶为主，揉500次，再揉二人上马（见58页）100次，补脾经（见34页）300次，补肺经（见36页）200次，捏脊（见84页）3遍。

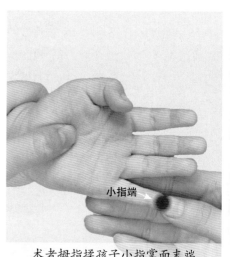
小指端

术者拇指揉孩子小指掌面末端

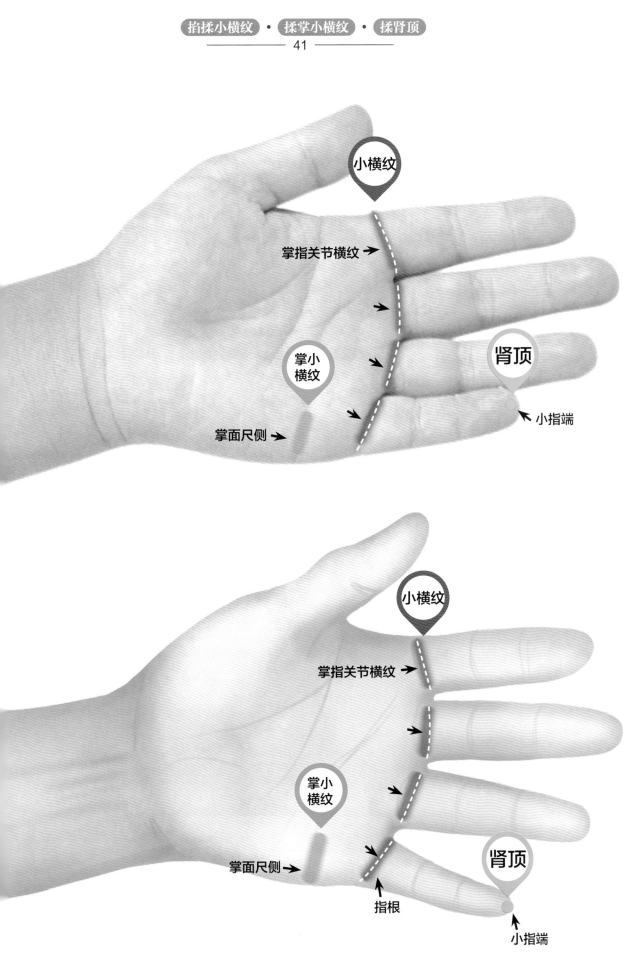

小横纹

掌指关节横纹 →

掌小横纹

肾顶

小指端

掌面尺侧 →

小横纹

掌指关节横纹 →

掌小横纹

肾顶

掌面尺侧 →

指根

小指端

揉肾纹 清热明目

> 肾纹穴：本穴治结膜充血，眼前房出血，以及患儿高热，呼吸气凉、手足逆冷等，用之屡效。 ——《小儿推拿学概要》

主　治▶ 目赤肿痛，鹅口疮，高热惊厥。

操作部位▶ 手掌面，小指掌面末横纹处。

专家手法▶ 术者拇指或食指或中指揉之，揉100~500次。

独家经验▶ 孩子眼睛红肿时，可揉肾纹150次，达到清热明目的功效，配合清大肠（见48页）100~300次，可增强清热去邪的功效。

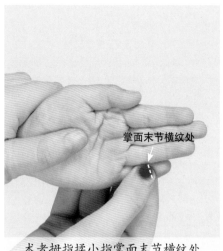

掌面末节横纹处

术者拇指揉小指掌面末节横纹处

运内劳宫 为孩子清热除烦

> 运内劳宫。医者屈中指运之。右运凉，左运汗。 ——《厘正按摩要术》

主　治▶ 发热，烦渴，口疮，便血，齿龈糜烂。

操作部位▶ 掌心中，屈指当中指指尖之中点。

专家手法▶ 术者中指指腹作运法，称运内劳宫，运100~300次。

独家经验▶ 为清热除烦的特效穴，用于五心烦热，口舌生疮，便血等。多与清天河水（见62页）、清心经（见34页）合用，若推拿时在内劳宫穴滴一滴凉水，用口吹之，则清热力更强。

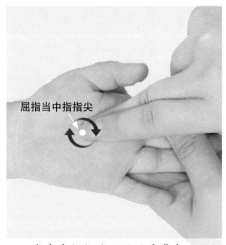

屈指当中指指尖

术者中指指腹运孩子手掌中心

掐揉小天心 镇惊安神睡觉香

> 揉此以清肾水之火，眼翻上下，掐之甚妙。 ——《幼科推拿秘书》

主　治▶ 惊风，抽搐，烦躁不安，夜啼，小便赤涩，目斜视，目赤痛，疹痘欲出不透。

操作部位▶ 在掌根，大小鱼际交接之凹陷中。

专家手法▶ 术者拇指指甲掐之，掐3~5次，继而揉之，揉300次。

独家经验▶ 有清热镇惊的作用，可有效解决孩子晚上睡不着、在床上翻来翻去的问题。

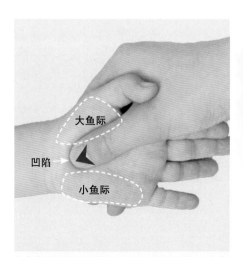

大鱼际

凹陷

小鱼际

术者拇指指甲掐揉孩子大小鱼际交接凹陷处

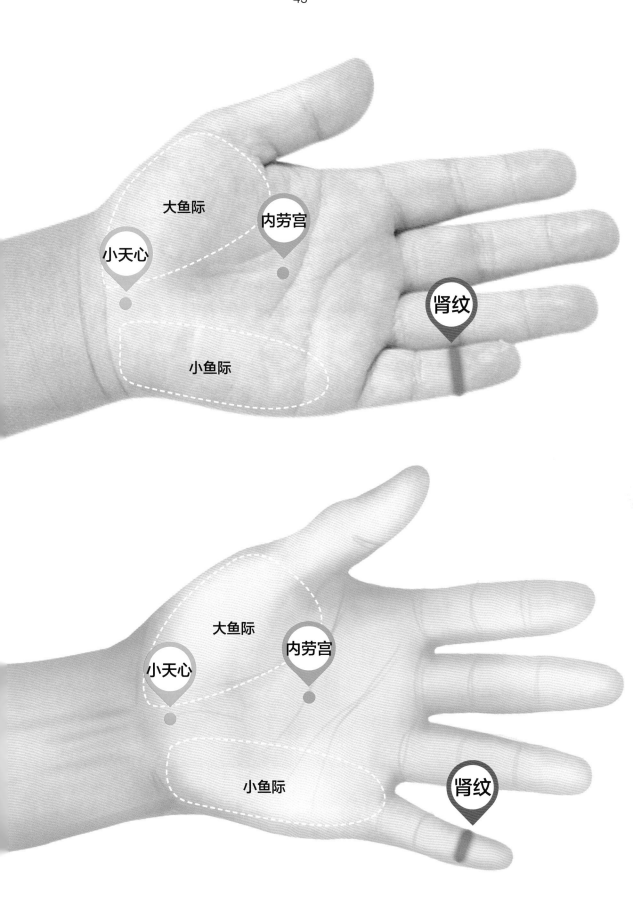

掐揉少商 咽红肿痛用之效

3~5次

主 治 ▶	咽喉肿痛、咳嗽、气喘、鼻衄；发热、中暑、呕吐；中风昏迷、癫狂、小儿惊风；手指麻木。
操作部位 ▶	手拇指末节桡侧，距指甲角0.1寸。
专家手法 ▶	术者以左手握住孩子左手，使掌面向上，固定好孩子拇指，然后用右手拇指甲掐此穴3~5次，再揉100~300次。
独家经验 ▶	此穴有清肺利咽，开窍醒神的作用。临床上多用于咽喉红肿疼痛，或伴咳嗽、发热的孩子。对于急性咽炎、扁桃体炎的孩子亦可选择点刺放血，但要由专业人士操作，以免引起感染。

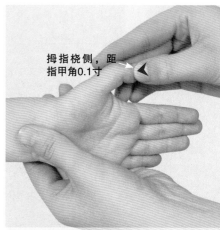

拇指桡侧，距指甲角0.1寸

术者右手拇指甲掐孩子拇指末节桡侧，距指甲角0.1寸处

运内八卦 肠胃问题就找它

50~100次

> 八卦在手掌上……此法可开胸化痰。除气闷满胀，至于吐乳食，有九重三轻之法。 ——《幼科推拿秘书》

主 治 ▶	咳嗽，呕吐，泄泻，腹胀，食欲不振，恶寒，发热。
操作部位 ▶	以手掌心为圆心，以圆心至中指根横纹约2/3距离为半径画圆，八卦穴即在此圆圈上。
专家手法 ▶	术者用左手持孩子左手四指，使掌心向上，同时拇指按定离卦（对中指者）。右手拇指自乾卦开始向坎卦（对小天心者）运至兑卦（指侧半圆的中点），为顺运八卦；自乾卦开始向兑卦运至坎卦，为逆运八卦。运至离卦时，应从左手拇指上运过。运50~100次。
独家经验 ▶	顺时针运为止咳化痰，行滞消食；逆时针运为和胃降逆止呕，日常中逆运使用频率较高。

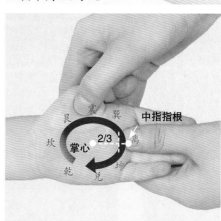

艮 震 巽 中指指根
坎 掌心 2/3 离
乾 兑 坤

顺运内八卦，术者右手拇指自孩子手掌乾卦开始向坎卦运至兑卦

掐揉鱼际 清热利咽音洪亮

3~5次

主 治 ▶	咳嗽，哮喘，咳血，咽喉肿痛，失音，发热。
操作部位 ▶	在手拇指本节（第1掌指关节）后凹陷处，约当第1掌骨中点桡侧，赤白肉际处。
专家手法 ▶	术者用左手托举孩子左手，让鱼际穴充分暴露，然后用右手拇指甲掐此穴3~5次，再揉100~300次。
独家经验 ▶	此穴有清肺泻火，清热利咽的作用，可治疗风热犯肺或痰热壅肺所致的咳嗽气喘；热郁咽喉之肿痛等。

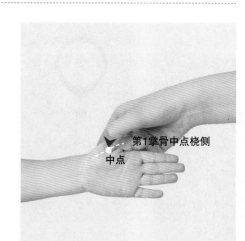

第1掌骨中点桡侧
中点

术者右手拇指甲掐孩子拇指第1掌指关节后凹陷处

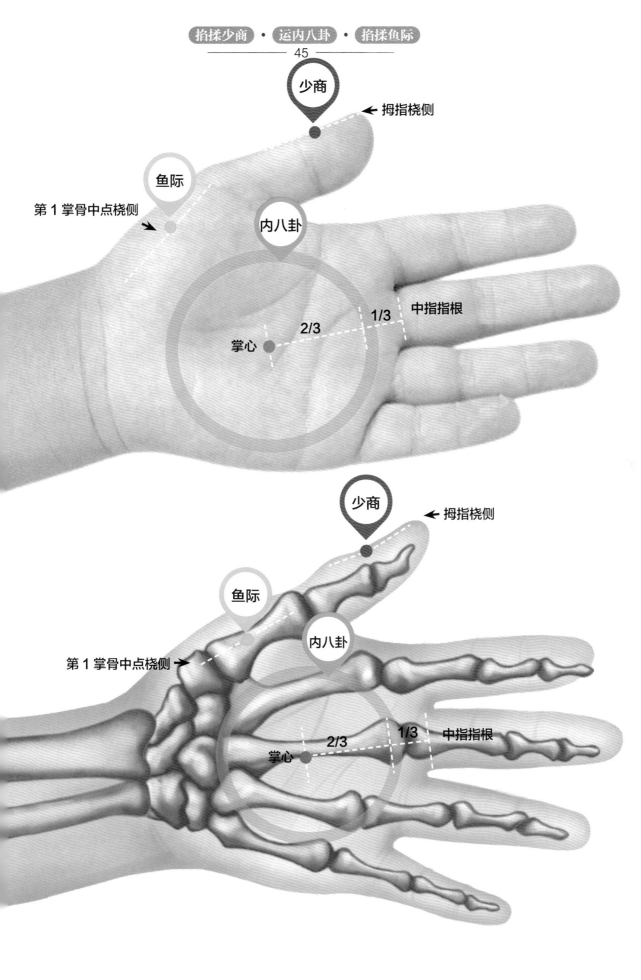

少商

← 拇指桡侧

鱼际

第 1 掌骨中点桡侧

内八卦

掌心

2/3

1/3

中指指根

少商

← 拇指桡侧

鱼际

第 1 掌骨中点桡侧

内八卦

掌心

2/3

1/3

中指指根

揉板门 日常助消化

100~300次

> 揉板门，除气促气攻，气吼气痛，呕胀用之。
> ——《小儿按摩经》

主　治▶ 食欲不振，伤乳食，呕吐，泄泻，腹胀，气喘，嗳气。

操作部位▶ 在手掌大鱼际之平面。

专家手法▶ 术者拇指或食指在孩子大鱼际平面的中点上做揉法，揉100~300次。也可用推法、运法。

独家经验▶ 每天帮助孩子揉板门300次，可以起到很好的助消化作用。日常孩子身体健康时，也可操作达到保健作用。

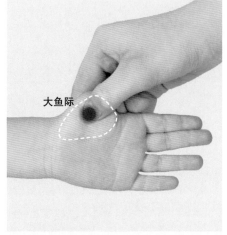

术者拇指揉孩子大鱼际平面中点

分推手阴阳 总调一身阴阳

100~150次

> 分阴阳，止泄泻痢疾，遍身寒热往来，肚膨胀逆用之。
> ——《小儿按摩经》

主　治▶ 腹胀，泄泻，呕吐，食积。

操作部位▶ 在手掌根，小天心两侧，拇指侧为阳池，小指侧为阴池。

专家手法▶ 术者两手拇指指腹，从孩子小天心向两侧分推，100~150次。也可用合推法。

独家经验▶ 孩子实热证时要重分阴池，虚寒证时要重分阳池，以达阴阳平衡，气血调和。

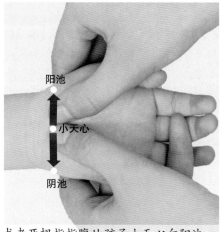

术者两拇指指腹从孩子小天心向阳池、阴池分推

揉总筋 治口舌生疮

100~300次

> 总筋穴（在大横纹下，指之脉络皆总于此，中四指脉总于此）。
> ——《幼科推拿秘书》

主　治▶ 口舌生疮，潮热，牙痛，肠鸣吐泻，惊风抽搐。

操作部位▶ 在手腕掌后横纹中点。

专家手法▶ 术者拇指或中指按揉之，揉100~300次。

独家经验▶ 本穴与掌小横纹（见40页）同是治疗口舌生疮的特效穴，尤其擅于治疗舌尖和舌面生疮的情况，每次操作100~300次可见效。

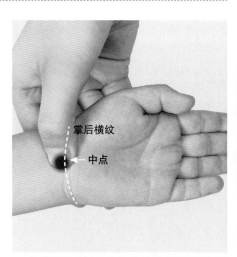

术者拇指揉孩子手腕掌后横纹中点

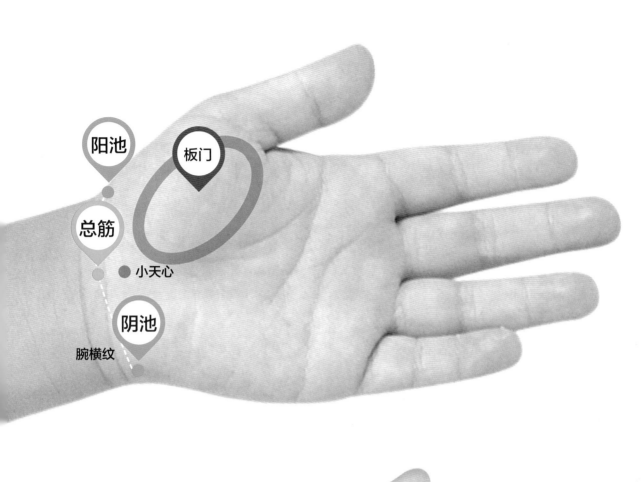

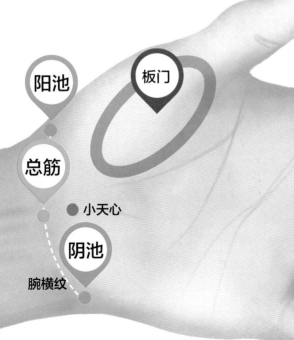

100~500次 清胃经 清胃消食助运

> 大指端脾，二节胃。
> ——《厘正按摩要术》

主　　治▶ 恶心，呕吐，呃逆，打嗝，泄泻，吐血，衄血等。

操作部位▶ 拇指掌面第1节，亦有在大鱼际桡侧赤白肉际之说。

专家手法▶ 术者拇指或食指自掌根推至拇指根，推100~500次。

独家经验▶ 调理孩子脾胃时，清胃经、补脾经（见34页）各100~500次，结合运板门（见46页）300次，摩腹（见18页）50~100次。除推拿外，控制孩子饮食才是根本。

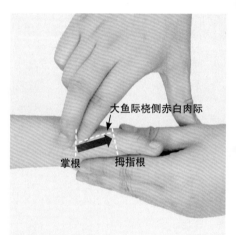

大鱼际桡侧赤白肉际

掌根　　　拇指根

术者食指自孩子大鱼际桡侧掌根推至拇指根

100~500次 推大肠 调理肠道，止泻止痢

> 大肠侧推到虎口，止泻止痢断根源。
> ——《小儿推拿方脉活婴秘旨全书》

主　　治▶ 泄泻，痢疾，便秘，腹痛，脱肛，肛门红肿。

操作部位▶ 食指桡侧缘，自指尖至虎口成一直线。

专家手法▶ 分补大肠、清大肠、清补大肠三法。术者右手拇指桡侧面，自孩子食指指尖直推至虎口为补，称补大肠，亦称侧推大肠；反之为清，称清大肠；来回推为调，名清补大肠，推100~500次。

独家经验▶ 临床上常用大肠一穴治痢疾、便秘。

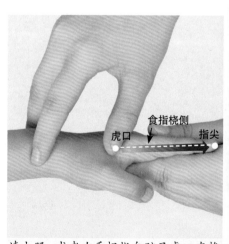

食指桡侧

虎口　　　　　　　指尖

清大肠，术者右手拇指自孩子虎口直推至食指指尖

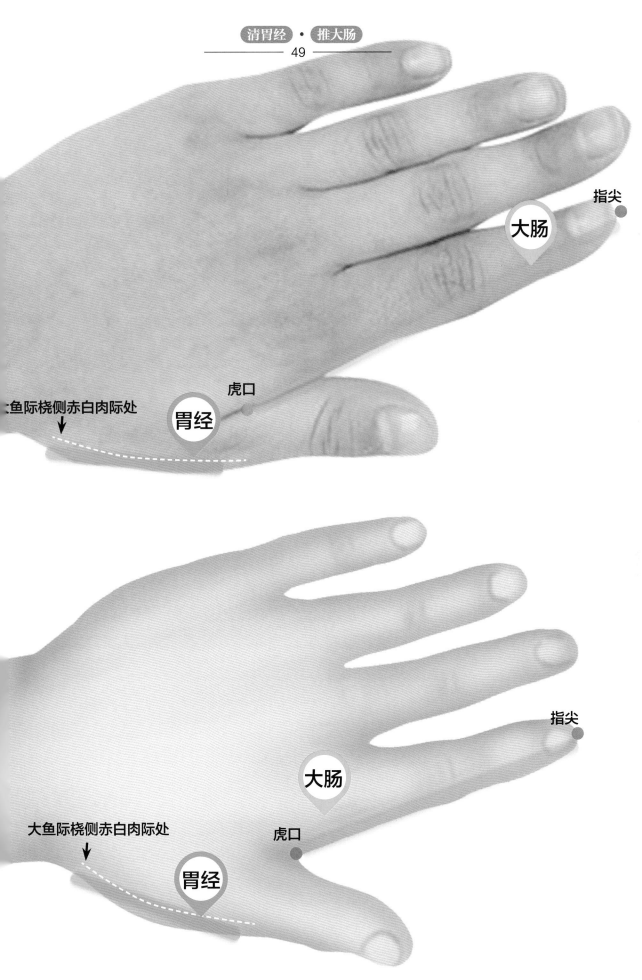

指尖

大肠

大鱼际桡侧赤白肉际处

虎口

胃经

大鱼际桡侧赤白肉际处

指尖

大肠

虎口

胃经

掐揉左端正　拉肚子有办法

3~5次

> 右视，掐左端正穴，中指中节外边是。
> ——《小儿推拿广意》

主　治 ▶ 痢疾，霍乱，水泻，眼右斜视。

操作部位 ▶ 中指桡侧，指甲根旁1分许。

专家手法 ▶ 术者拇指指甲掐之，继以揉之，掐3~5次，揉50~100次。

独家经验 ▶ 本穴有提升中气的作用，主要用于治疗孩子水泻、痢疾。

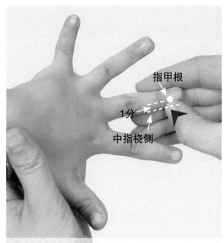

术者掐揉孩子中指指甲根桡侧赤白肉

掐揉右端正　快速止鼻血

3~5次

> 眼左视，掐右端正穴……
> ——《小儿推拿广意》

主　治 ▶ 鼻出血，呕吐，眼左斜视。

操作部位 ▶ 中指尺侧，指甲根旁1分许。

专家手法 ▶ 术者拇指指甲掐之，继以揉之，掐3~5次，揉50~100次。

独家经验 ▶ 本穴对鼻出血有良效。

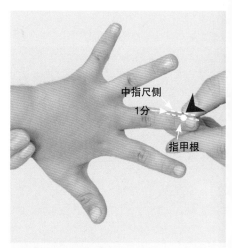

术者掐揉孩子中指指甲根尺侧赤白肉

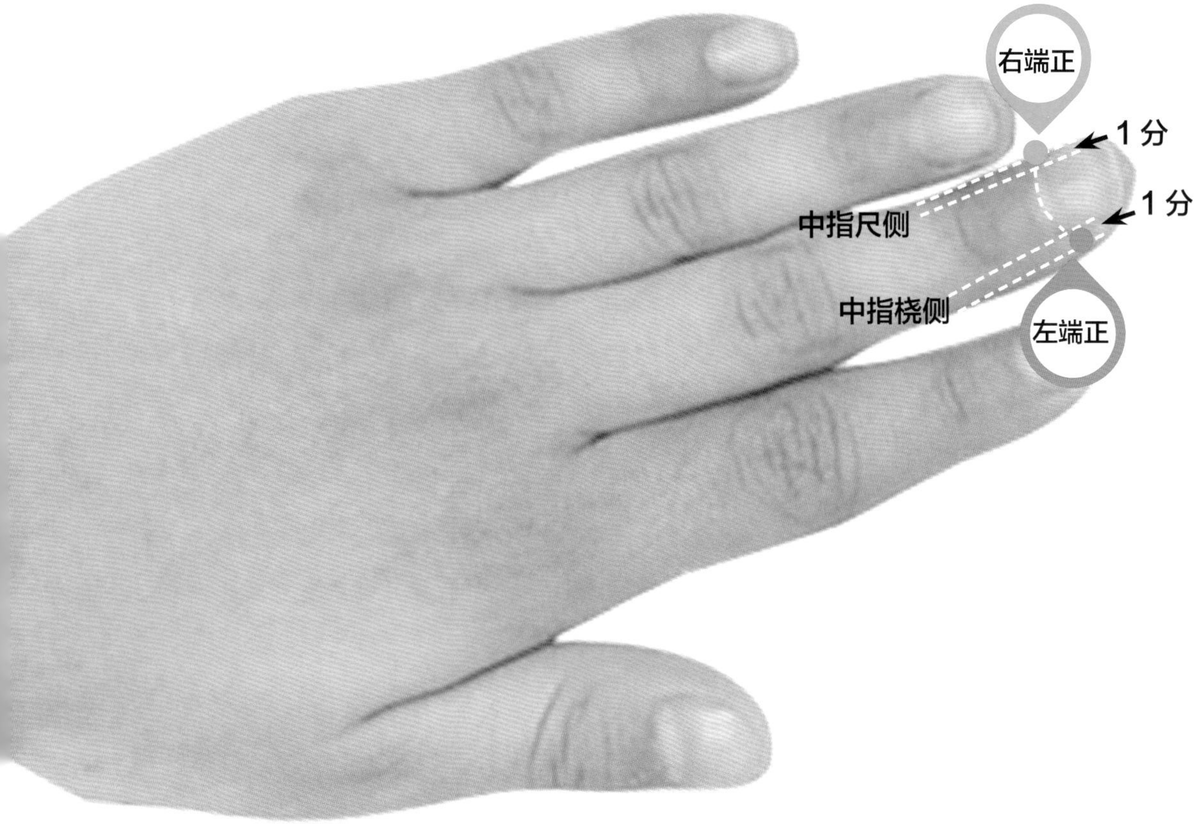

右端正

1分

中指尺侧

1分

中指桡侧

左端正

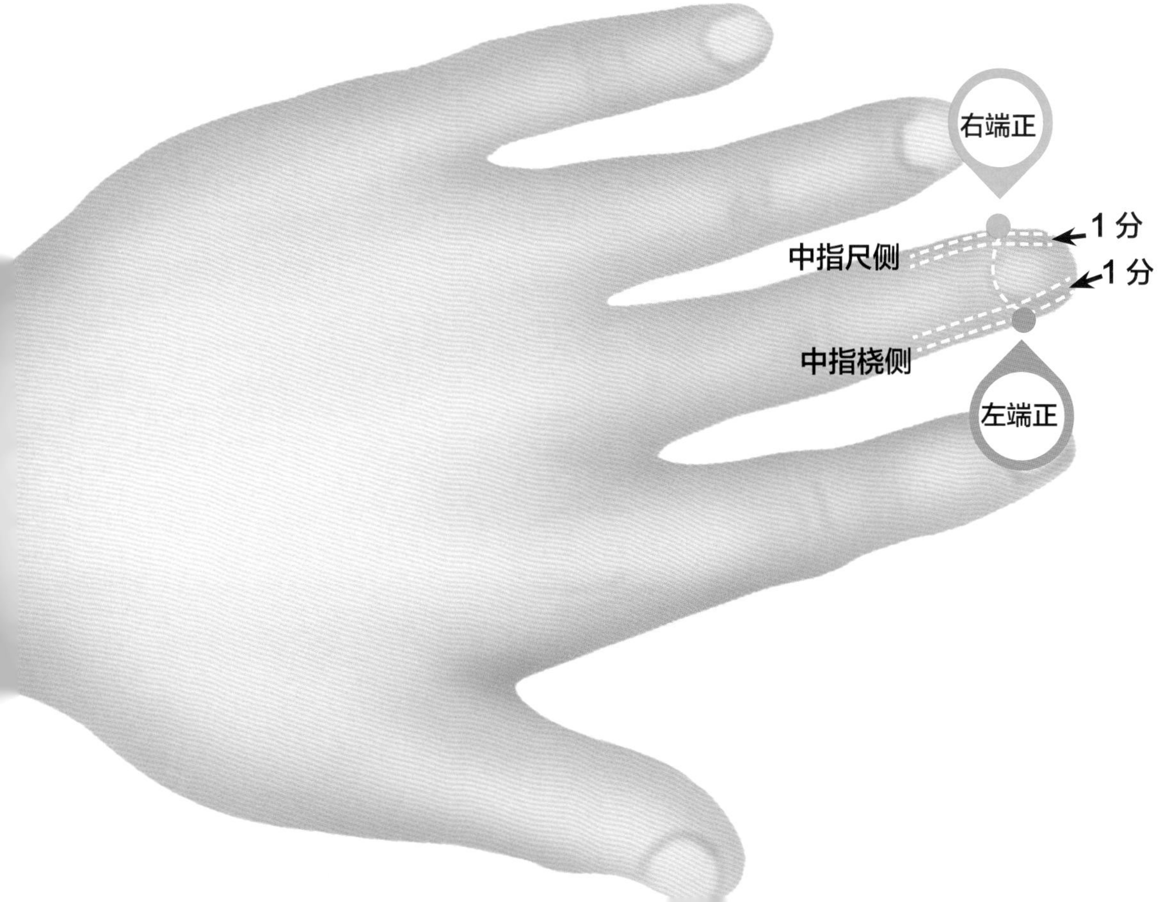

右端正

1分

中指尺侧

1分

中指桡侧

左端正

掐揉老龙　昏迷急救法

（3~5次）

> 掐老龙。老龙在男左女右无名指巅。掐之治急惊风。无声者方可治。
> ——《厘正按摩要术》

主　治▶ 昏迷不醒，高热抽搐。

操作部位▶ 在中指背，距指甲根中点1分许。

专家手法▶ 术者拇指指甲掐之，继以揉之，掐3~5次，揉50~100次。

独家经验▶ 老龙是急救穴之一，孩子高热抽搐昏迷时，先拿威灵（见56页），如无效果，即掐老龙，掐至醒后即止。

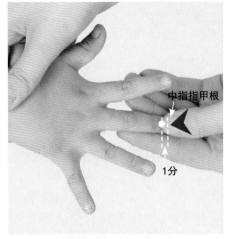

术者掐孩子中指指甲根中点上1分处

掐揉拇腮　呃逆呕吐救急穴

（3~5次）

> 此法能止吐，拇腮穴在大指甲后一韭叶，用右大指甲掐之。男左女右。
> ——《推拿指南》

主　治▶ 恶心，呕吐。

操作部位▶ 在拇指背，距指甲根中点约1分许。

专家手法▶ 术者拇指指甲掐之，继以揉之，掐3~5次，揉50~100次。

独家经验▶ 治疗恶心呕吐，常与补脾经（见34页）100~300次，运内八卦（见44页）50~100次，推天柱骨（见12页）100~200次合用。

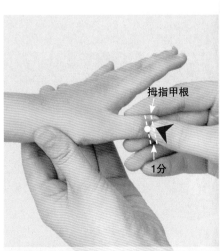

术者掐孩子拇指指甲根中点上1分处

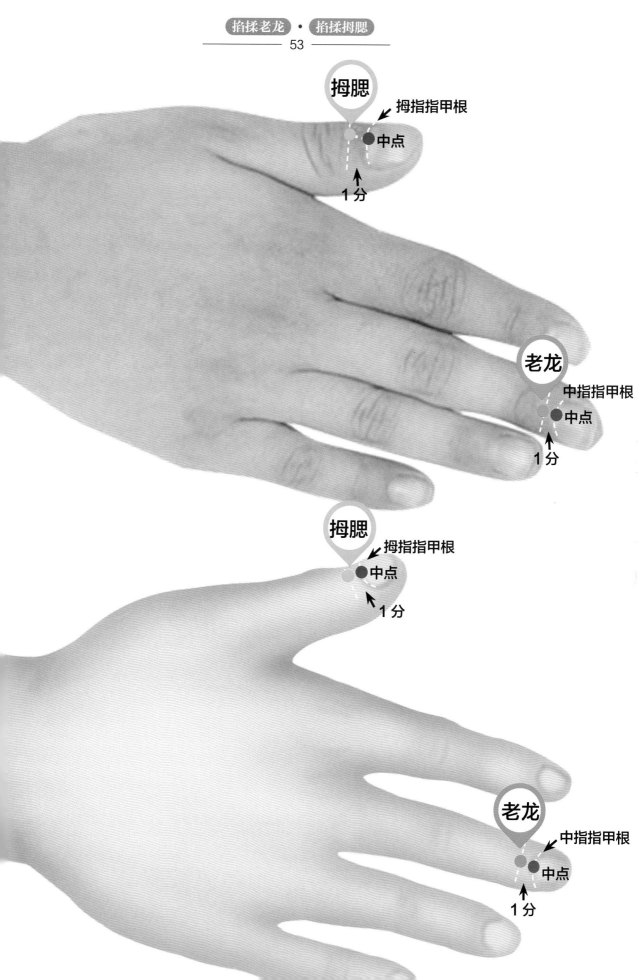

拇腮

拇指指甲根

●中点

1分

老龙

中指指甲根

●中点

1分

拇腮

拇指指甲根

●中点

1分

老龙

中指指甲根

●中点

1分

3~5次

掐揉皮罢　顺气降逆又醒神

> 此法治哮喘神迷，皮罢穴一名肝记，在大指端爪甲内，用右大指甲重掐之，男左女右。　——《推拿指南》

主　治▶ 哮喘，神迷。

操作部位▶ 拇指尺侧，拇指指甲根旁约1分许。

专家手法▶ 术者拇指指甲重掐之，继以揉之，掐3~5次，揉50~100次。

独家经验▶ 又名肝记，用于治疗痰喘之症。也可治孩子昏迷，掐之能醒，尤其对孩子夜啼或痰阻气道治疗效果更佳。

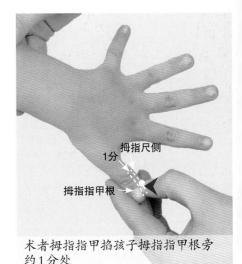

拇指尺侧
1分
拇指指甲根

术者拇指指甲掐孩子拇指指甲根旁约1分处

3~5次

掐揉五指节　帮助智力发育

> 五指节，掐之祛风化痰，苏醒人事，通关膈闭塞。　——《小儿推拿广意》

主　治▶ 惊风，吐涎，惊惕不安，咳嗽痰盛。

操作部位▶ 手背五指第1指间关节。

专家手法▶ 术者拇指指甲掐之，再用拇、食二指揉搓，掐3~5次，揉搓20~50次。

独家经验▶ 经常搓捻五指节有利于小儿智力发育，可用于小儿保健。

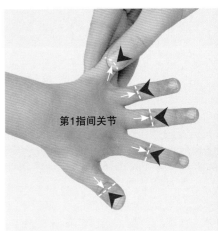

第1指间关节

术者拇指依次掐孩子手背五指第1指间关节

3~5次

掐揉二扇门　发汗离不开

> 掐两扇门，发脏腑之汗，两手掐揉，平中指为界，壮热汗多者，揉之即止。又治急惊，口眼歪斜，左向右重，右向左重。——《小儿按摩经》

主　治▶ 伤风，感冒，痰喘气粗，呼吸不畅，急惊风，口眼歪斜，发热无汗等。

操作部位▶ 在手背，中指本节两旁凹陷中。

专家手法▶ 术者两手拇指或食指掐之，继而揉之。掐3~5次，揉100~500次。

独家经验▶ 如欲发汗，必先掐心经（见34页）与内劳宫（见42页），再重揉太阳穴（见2页），然后掐揉此穴200~400次，至孩子头部及前后身微出汗即可。

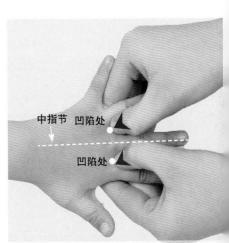

中指节　凹陷处
凹陷处

术者两拇指掐揉孩子手背中指末节两旁凹陷中

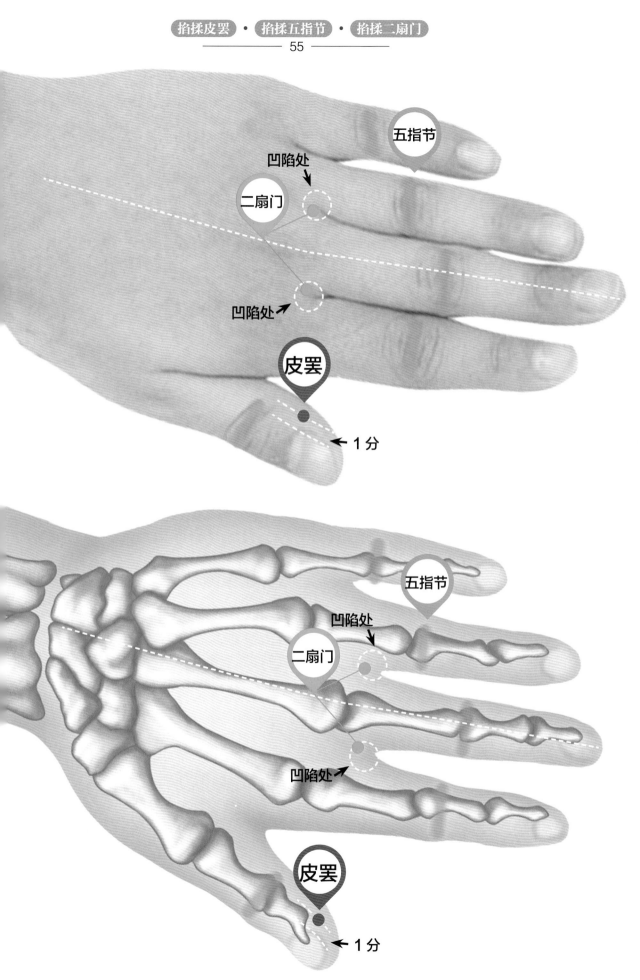

五指节

凹陷处

二扇门

凹陷处

皮罢

1分

五指节

凹陷处

二扇门

凹陷处

皮罢

1分

3~5次

掐揉外劳宫　用于各种寒证

掐外劳宫……能清脏腑热，以及午后潮热，腹见青筋，皆可用。掐后以揉法继之。　　　——《厘正按摩要术》

主　治▶ 腹痛，肠鸣，泄泻，消化不良，脱肛，遗尿，咳嗽，气喘，疝气等。

操作部位▶ 在手背，中指与无名指掌骨（第3、第4掌骨）中间，与内劳宫（见42页）相对。

专家手法▶ 用拇指指甲掐揉或中指端揉，掐3~5次，揉100~500次。

独家经验▶ 孩子感冒时，揉100~500次可以祛寒。孩子年龄大或病情重，可以适当延长操作时间。

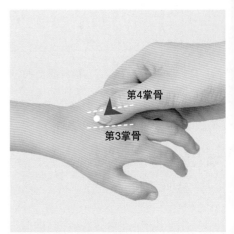

第4掌骨
第3掌骨

术者拇指指甲掐孩子手背中指与无名指掌骨中间

5~10次

掐揉威灵　镇静安神助睡眠

威灵穴在虎口下两傍歧，有圆骨处。遇卒死症，摇掐即醒。　　——《小儿推拿方脉活婴秘旨全书》

主　治▶ 昏迷不醒，头痛，耳鸣。

操作部位▶ 在手背，外劳宫旁，中指与食指掌骨（第2、第3掌骨）交缝处。

专家手法▶ 术者拇指指甲掐之，继以揉之，掐5~10次，揉100~500次。

独家经验▶ 急救要穴之一，如遇孩子昏迷、头痛，可掐之。夜间孩子噩梦惊醒，可以按揉百会（见4页）30次，揉小天心（见42页）100次，掐威灵5次，令孩子镇惊安神。

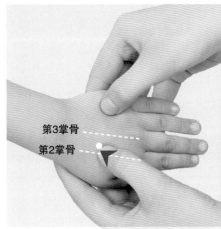

第3掌骨
第2掌骨

术者拇指指甲掐孩子手背第2、第3掌骨交缝处

5~10次

掐揉精宁　孩子痰喘有办法

掐精宁。精宁在手背合谷后，一窝风之上。治痰喘气吼，干呕痞积。掐后以揉法继之。　　——《厘正按摩要术》

主　治▶ 痞积，痰喘，气吼，干呕，眼内翳肉。

操作部位▶ 在手背，无名指与小指之本节后（第4、第5掌骨）之间。

专家手法▶ 术者拇指指甲掐之，继以揉之，掐5~10次，揉100~500次。

独家经验▶ 体虚的孩子不适宜操作此法，以防元气受损，如有需要，可用掐二人上马（见58页）代替。

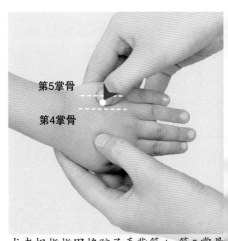

第5掌骨
第4掌骨

术者拇指指甲掐孩子手背第4、第5掌骨之间

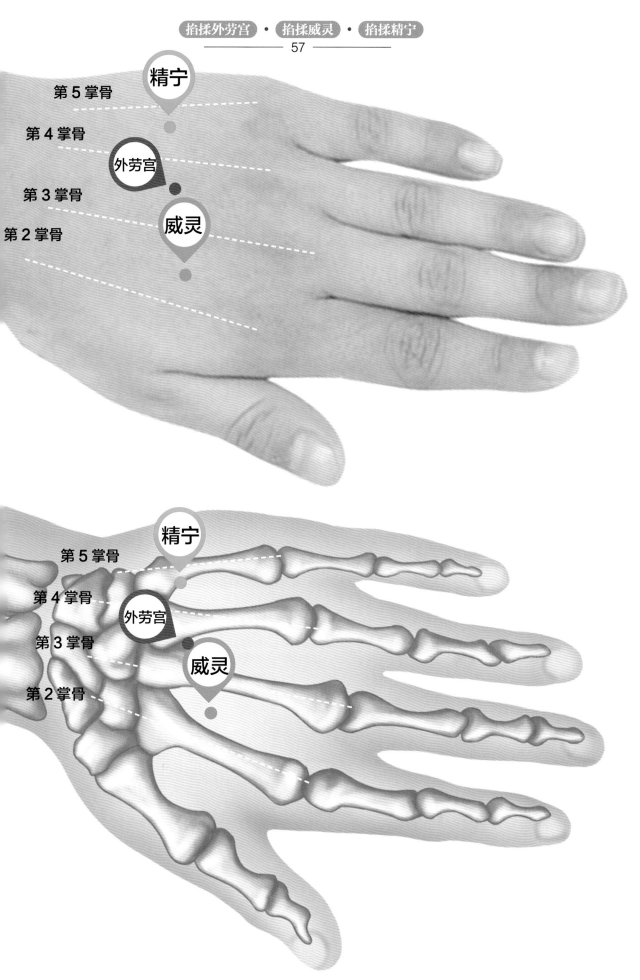

⊙ 3~5次 掐揉二人上马 通利小便

> 二人上马，掐之苏胃气，起沉疴，左转生凉、右转生热。
>
> ——《小儿推拿广意》

主　治▶ 小便短赤，腹痛，体虚，淋证，脱肛，遗尿，消化不良，牙痛，咬牙。

操作部位▶ 在手背，无名指与小指掌骨（第4、第5掌骨）小头后陷中。

专家手法▶ 术者拇指指甲掐之，继以揉之，掐3~5次，揉100~500次。

独家经验▶ 治疗小便闭塞，疗效明显，尤其对肺部有干性啰音并久久不消的人，效果最佳。

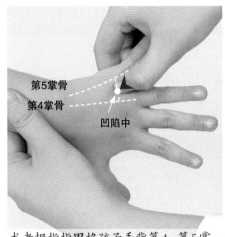

第5掌骨
第4掌骨
凹陷中

术者拇指指甲掐孩子手背第4、第5掌骨小头后陷处

⊙ 3~5次 掐揉合谷 五官疾病皆有效

主　治▶ 头痛，项强，身热无汗，部分鼻出血，喉痛，积食不化，口疮。

操作部位▶ 在手背，第1、第2掌骨间，当第2掌骨桡侧后中点处。

专家手法▶ 术者拇指指甲重掐之，继以揉之，掐3~5次，揉100~150次。

独家经验▶ 面部五官疾患，均可运用合谷进行治疗。

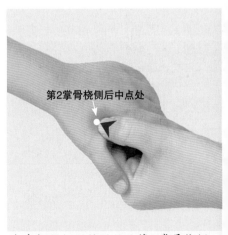

第2掌骨桡侧后中点处

术者拇指指甲掐揉孩子第2掌骨桡侧后中点处间陷处

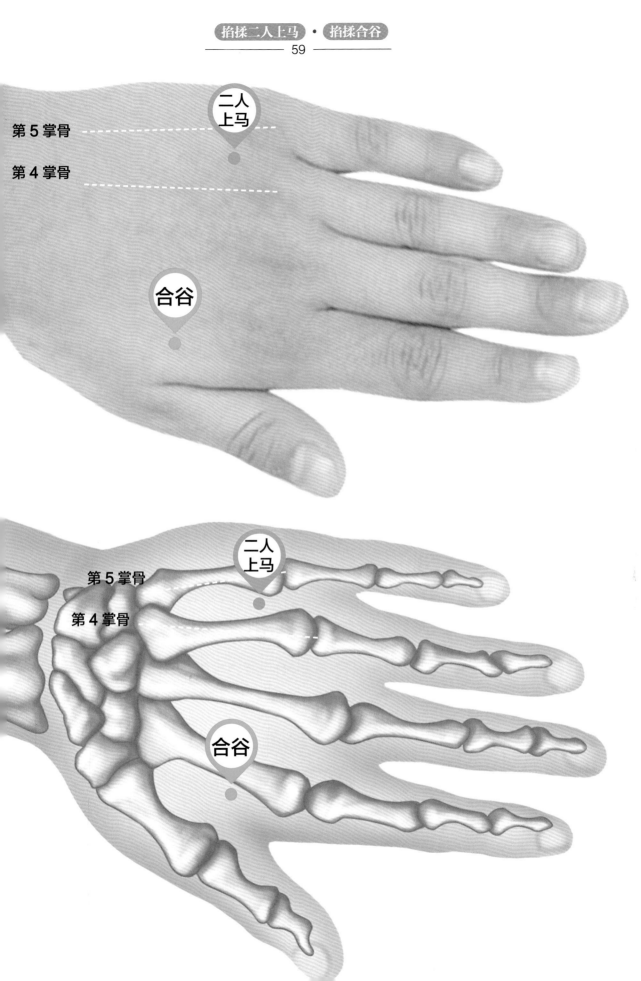

掐揉一窝风 风寒腹痛掐一掐

3~5次

一窝风：在掌根尽处腕中，治肚痛极效。急慢惊风。又一窝风掐往中指尖，主泻。 ——《小儿推拿方脉活婴秘旨全书》

主　治▶ 伤风感冒，一切腹痛，急慢惊风，关节屈伸不利。

操作部位▶ 在手背，腕横纹中央之凹陷中。

专家手法▶ 术者右手拇指或食指掐之，继以揉之，掐3~5次，揉100~300次。

独家经验▶ 一窝风和外劳宫（见56页）同样有温阳散寒的功效，但二者侧重不同，如打喷嚏、全身发冷等，掐一窝风效果更好；如偶感风寒、饮食过冷等，揉外劳宫更有效。

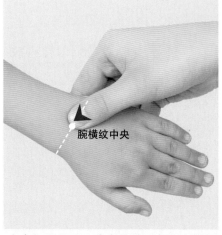
腕横纹中央

术者拇指掐孩子手背腕横纹中央凹陷处

掐揉膊阳池 孩子便秘缓解快

3~5次

阳池穴：在掌根三寸是。治风痰，头痛。
——《小儿推拿方脉活婴秘旨全书》

主　治▶ 感冒头痛，大便秘结，小便赤涩。

操作部位▶ 手背一窝风之后3寸处。

专家手法▶ 术者拇指指甲掐之，继以揉之，掐3~5次，揉100~500次。

独家经验▶ 本穴为大便秘结之效穴。

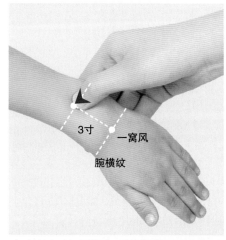
3寸
一窝风
腕横纹

术者拇指指甲掐孩子一窝风之后3寸处

掐揉曲池 发热受寒一揉就好

3~5次

手弯处为曲池，手弯尖处为肘肘。
——《厘正按摩要术》

主　治▶ 感寒身热，嗳气，腹痛，呕吐泄泻，咽喉肿痛。

操作部位▶ 在肘弯横纹头凹陷中。

专家手法▶ 术者一只手使孩子屈肘，另一只手握住孩子肘部，以拇指指甲掐之，继以揉之，掐3~5次，揉100~500次。也可用拿法。

独家经验▶ 治疗感冒常与开天门（见2页）、推坎宫（见2页）、运太阳（见2页）、清天河水（见62页）等同用。

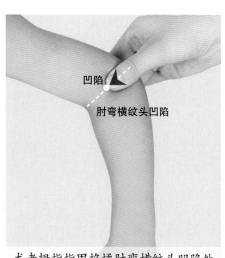
凹陷
肘弯横纹头凹陷

术者拇指指甲掐揉肘弯横纹头凹陷处

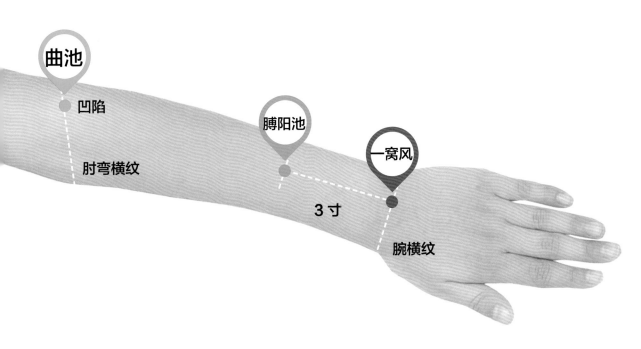

曲池
凹陷
肘弯横纹
膊阳池
一窝风
3 寸
腕横纹

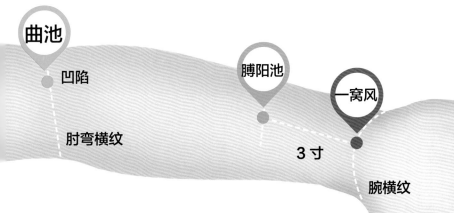

曲池
凹陷
肘弯横纹
膊阳池
一窝风
3 寸
腕横纹

推三关 病愈体虚补一补

> 推上三关为热透，五脏至曲池为止。
> ——《小儿推拿广意》

主　治 一切虚寒证，腹痛，腹泻，畏冷，四肢无力，病后虚弱，小儿肢体瘫痪。

操作部位 前臂桡侧，腕横纹至肘横纹成一直线。

专家手法 术者食、中二指并拢，自孩子前臂桡侧腕横纹起推至肘横纹处，推100~500次。

独家经验 对治疗虚寒性疾病效果非常好，特别是一些经常生病、病后体虚的孩子，往往都会用推三关调补。

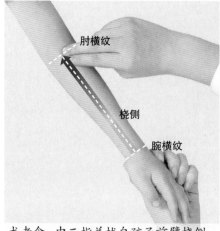

术者食、中二指并拢自孩子前臂桡侧腕横纹推至肘横纹

清天河水 退热见效快

> 清天河：天河穴在膀膊中。从坎宫小天心处，一直到手弯曲池……自大横纹推到曲池，以取凉退热，并治淋疬昏睡。——《幼科推拿秘书》

主　治 一切热证，内热，潮热，外感发热，烦躁不安，口渴，弄舌，惊风，痰喘，咳嗽。

操作部位 在前臂内侧正中，自腕横纹至肘横纹成一直线。

专家手法 术者食、中二指指腹沿孩子前臂正中线，从腕横纹起推至肘横纹，推100~500次。

独家经验 对于外感风寒的发热，用清天河水推100~500次后，孩子开始出汗，热开始退。若孩子高热，同样在本穴操作打马过天河（见86页）20~30次，汗出热退。

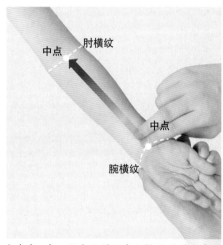

术者食、中二指自腕横纹中点推至肘横纹中点

退六腑 积食发热有效果

> 男左手直骨正面为六腑，乃血分，退下，则血行阴动，故为寒为泻。
> ——《幼科铁镜》

主　治 一切实热证，高热，烦躁，口渴饮，惊风，鹅口疮，重舌，木舌，咽痛，腮腺炎，肿毒，热痢，大便干燥。

操作部位 在前臂尺侧自肘关节至掌根成一直线。

专家手法 术者食、中二指指腹自孩子肘关节推至掌根，推100~500次。

独家经验 退六腑与清天河水同样是退热奇穴，但退六腑主治由于积食导致的发热。

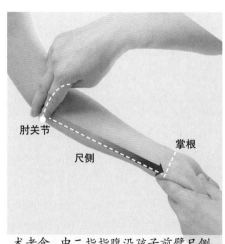

术者食、中二指指腹沿孩子前臂尺侧，自肘关节推至掌根

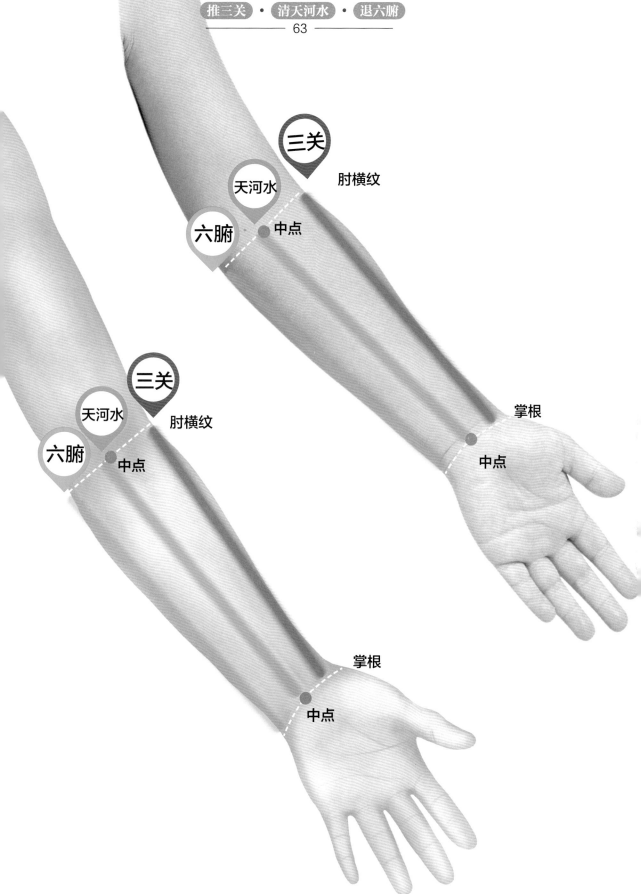

三关
天河水
六腑
中点
肘横纹

三关
天河水
六腑
中点
肘横纹

掌根
中点

掌根
中点

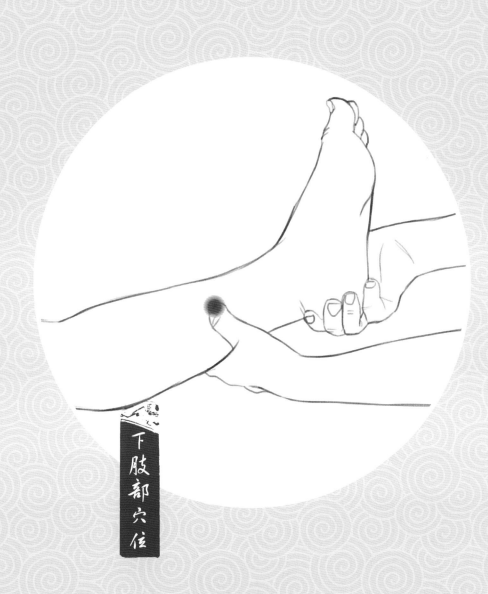

下肢部穴位

第五章

下肢部穴位推拿技法

推箕门 帮助小便通畅

主　治	小便赤涩不利，尿闭，水泻等。
操作部位	大腿内侧，膝盖上缘至腹股沟成一直线。
专家手法	术者食、中二指自孩子膝盖内侧上缘至腹股沟做直推法，推100~300次。
独家经验	治疗孩子尿潴留（有尿排不出）时，可用推箕门加按关元，可先推箕门300~500次，再按关元（见22页）100~500次，即可排尿。

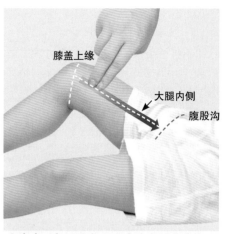

膝盖上缘

大腿内侧

腹股沟

术者食、中二指自孩子膝盖内侧上缘推至腹股沟

拿百虫 摆平抽搐

> 拿百虫穴，属四肢，能止惊。
> ——《推拿仙术》

主　治	四肢抽搐，下肢痿躄（wěi cù）不用。
操作部位	膝上内侧肌肉丰厚处。
专家手法	术者拇指和食、中二指对称提拿之，拿3~5次。也可以用按法。
独家经验	按、拿百虫多用于下肢瘫痪及痹痛等症，常与拿委中（见72页）3~5次，按揉足三里（见68页）20~30次等合用。若用于惊风抽搐，则手法刺激宜强些。

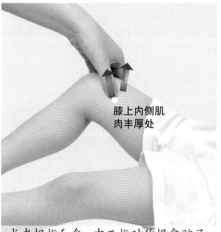

膝上内侧肌肉丰厚处

术者拇指和食、中二指对称提拿孩子膝上内侧肌肉丰厚处

按揉膝眼 下肢麻痹揉一揉

> 膝眼穴：小儿脸上惊来，急在此掐之。
> ——《小儿推拿方脉活婴秘旨全书》

主　治	下肢痿软无力，惊风抽搐，膝扭伤痹痛等。
操作部位	膝盖两旁凹陷中。
专家手法	术者拇、食二指分别按揉孩子两侧膝眼，按10~20次，揉50~100次。
独家经验	孩子下肢惊风抽搐时，可以掐按膝眼，达到息风止痉的作用。

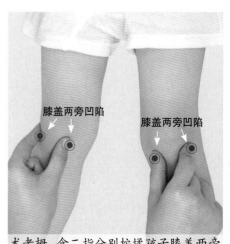

膝盖两旁凹陷　　膝盖两旁凹陷

术者拇、食二指分别按揉孩子膝盖两旁凹陷中

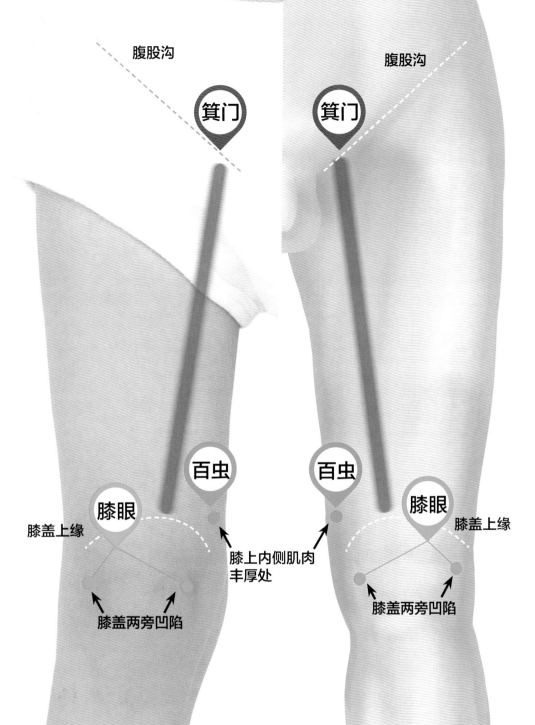

腹股沟

腹股沟

箕门

箕门

百虫

百虫

膝眼

膝眼

膝盖上缘

膝盖上缘

膝上内侧肌肉
丰厚处

膝盖两旁凹陷

膝盖两旁凹陷

掐足三里　掐揉止呕吐

10次

> 三里，揉之治麻木顽痹。
> ——《小儿推拿广意》

主　　治▶ 腹胀，腹痛，呕吐，泄泻，下肢痿软等。

操作部位▶ 外侧膝眼（膝盖外侧凹陷）下3寸，胫骨外侧约1横指处。

专家手法▶ 术者拇指指甲掐10次。也可用揉法。

独家经验▶ 掐足三里多用于治疗消化道疾病，配合推天柱骨（见12页）100次一起使用，可治疗孩子呕吐。

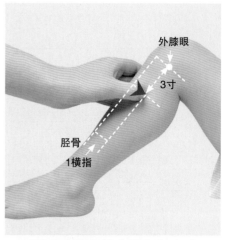

术者拇指指甲掐外侧膝眼下3寸

揉前承山　解决肢体抽搐

30次

> 前承山穴：小儿望后跌，将此穴久掐，久揉，有效。
> ——《小儿推拿方脉活婴秘旨全书》

主　　治▶ 惊风，下肢抽搐。

操作部位▶ 前腿胫骨旁，与后承山（见72页）相对处。

专家手法▶ 用揉法，揉30次。也可以用拿法，通常与拿后承山一起使用，拿5次。

独家经验▶ 凡是孩子急惊风，可以先拿精宁（见56页）、威灵（见56页）各3~5次，然后再拿此穴5次。孩子角弓反张，长时间掐揉此穴，效果显著。

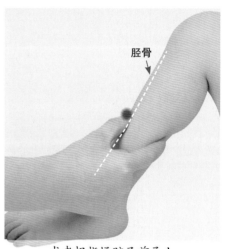

术者拇指揉孩子前承山

揉三阴交　急慢惊风皆可治

20~30次

> 按三阴交。三阴交在内踝踝尖上三寸。以右手大指按之，能通血脉，治惊风。
> ——《厘正按摩要术》

主　　治▶ 遗尿，癃闭，小便频数涩痛不利，下肢痹痛，惊风，消化不良。

操作部位▶ 内踝尖直上3寸处。

专家手法▶ 术者拇指揉之，揉20~30次。

独家经验▶ 凡是孩子盗汗较重，口渴喜饮，伴有舌红苔薄者可揉此穴。

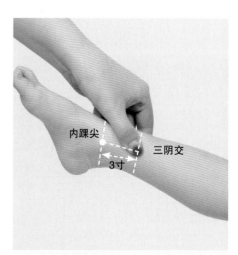

术者拇指揉足内踝尖直上3寸处

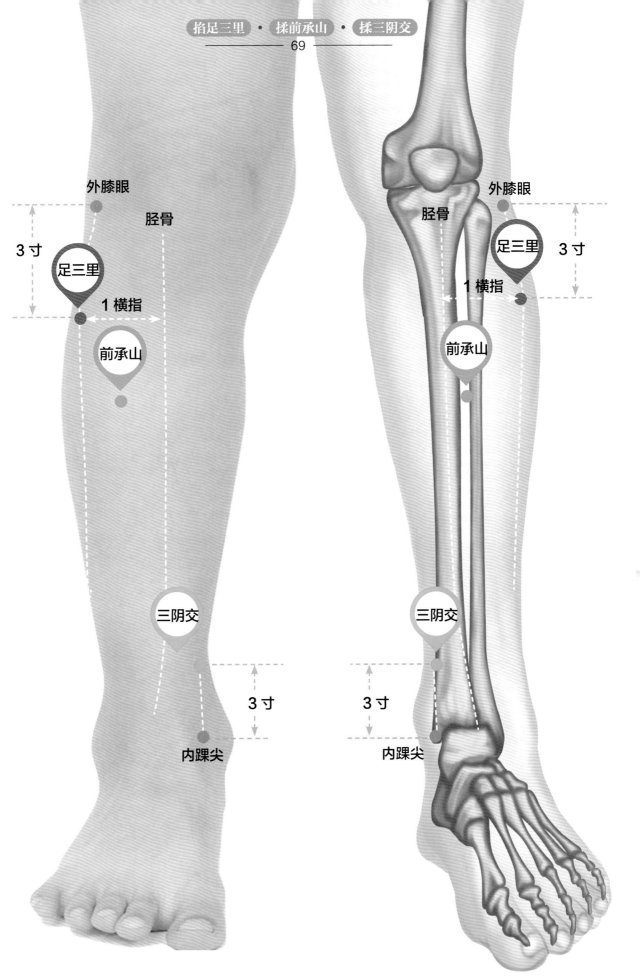

外膝眼

胫骨

3寸

足三里

1横指

前承山

三阴交

3寸

内踝尖

外膝眼

胫骨

足三里

3寸

1横指

前承山

三阴交

3寸

内踝尖

揉丰隆 化痰专用

20~40次

主　治 ▶ 痰鸣气喘。

操作部位 ▶ 外踝尖上8寸，胫骨前缘外侧1.5寸，胫腓骨之间。

专家手法 ▶ 术者拇指或中指指腹揉之，揉20~40次。

独家经验 ▶ 脾为生痰之源，在治疗孩子咳嗽时，要兼顾孩子脾胃，清肺经（见36页）、补脾经（见34页）、顺运内八卦（见44页）各300次，搓摩胁肋15~20次，按揉丰隆200次，如果痰多可以加长时间，捏脊（见84页）6~8遍。

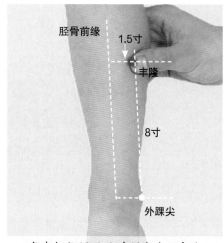

术者拇指揉孩子外踝尖上8寸处

掐揉解溪 惊风吐泻，掐此即止

3~5次

> 解溪穴：又惊、又吐、又泻，掐此即止。
> ——《小儿推拿方脉活婴秘旨全书》

主　治 ▶ 惊风，吐泻，踝关节屈伸不利。

操作部位 ▶ 踝关节前横纹中点，两筋之间凹陷处。

专家手法 ▶ 术者拇指指甲掐或用指腹揉，掐3~5次，揉20次左右。

独家经验 ▶ 本穴常与前承山（见68页）配合使用，治疗角弓反张，掐揉前承山、解溪各100次；治疗小儿麻痹症，掐揉前承山100次，加揉解溪200~300次。

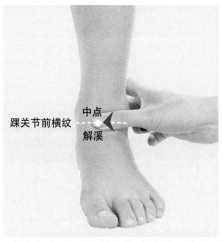

术者拇指掐揉孩子踝关节前横纹中点

掐大敦 惊风抽搐就找它

5~10次

> 掐大敦穴法：此穴在足大趾与足背交界处。
> ——《保赤推拿法》

主　治 ▶ 惊风，四肢抽搐等。

操作部位 ▶ 在足大趾末节外侧，距趾甲角0.1寸。

专家手法 ▶ 术者用拇指指甲掐之，称掐大敦，掐5~10次。

独家经验 ▶ 除治惊风、抽搐外，也可以治小儿夜啼、哭闹。

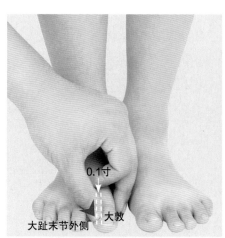

术者拇指指甲掐足大趾末节外侧，距趾甲角0.1寸

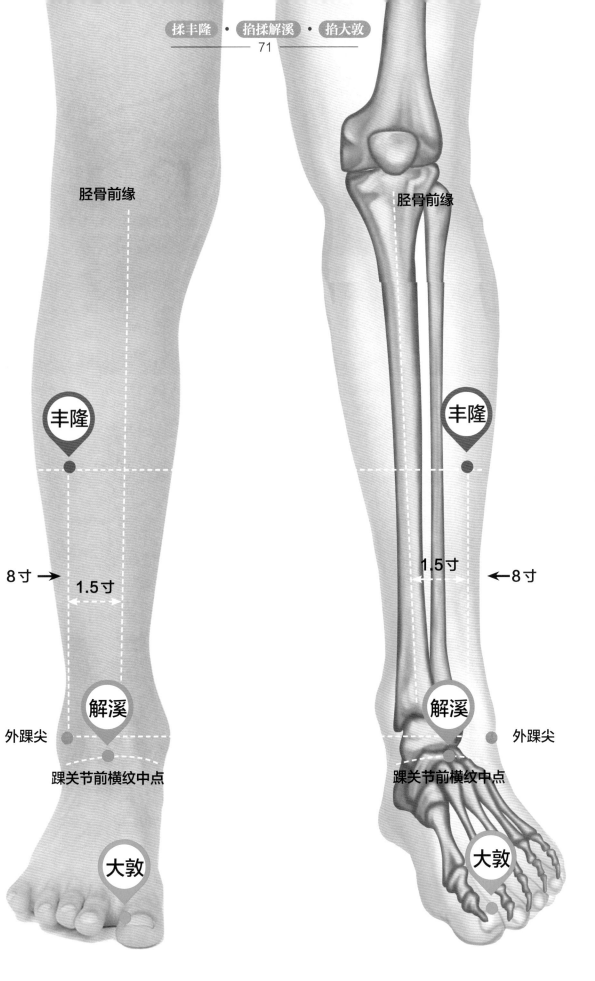

30~50次 拿委中　孩子抽搐常用穴

小儿往前扑者，委中掐之，亦能止大人腰背痛。
　　　　　　　　　　　　　——《小儿推拿广意》

主　治▶ 惊风抽搐，下肢痿软无力等。

操作部位▶ 腘窝中央，两大筋间。

专家手法▶ 术者食、中二指指腹拿孩子腘窝中央，拿30~50次。

独家经验▶ 委中用拿法能止抽搐，与揉膝眼（见66页）50次、揉阳陵泉（小腿外侧，腓骨头前下方凹陷中）100次配合治下肢痿软无力；用捏挤法至局部瘀斑，可治疗中暑痧症等。

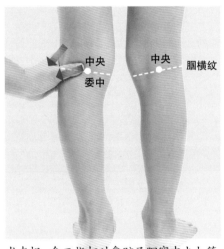

术者拇、食二指相对拿孩子腘窝中央大筋

30次 揉后承山　抽搐紧急要穴

后承山穴，（一名后水穴，在腿肚上，如鱼肚一般，一名鱼肚穴）。
　　　　　　　　　　　　　——《幼科推拿秘书》

主　治▶ 腿痛转筋，下肢痿软。

操作部位▶ 腓肠肌肌腹下凹陷中。

专家手法▶ 用揉法，揉30次。也可以用拿法，通常与拿前承山（见68页）一起使用，拿5次。

独家经验▶ 孩子惊风导致身体抽搐，术者要给孩子口含一块布之类物品，防止孩子咬破舌头，再重拿后承山、拿委中各5次，重复操作，直到孩子哭喊出声为止。

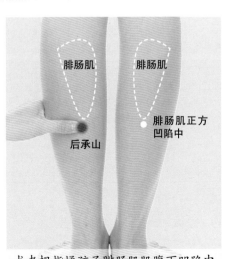

术者拇指揉孩子腓肠肌肌腹下凹陷中

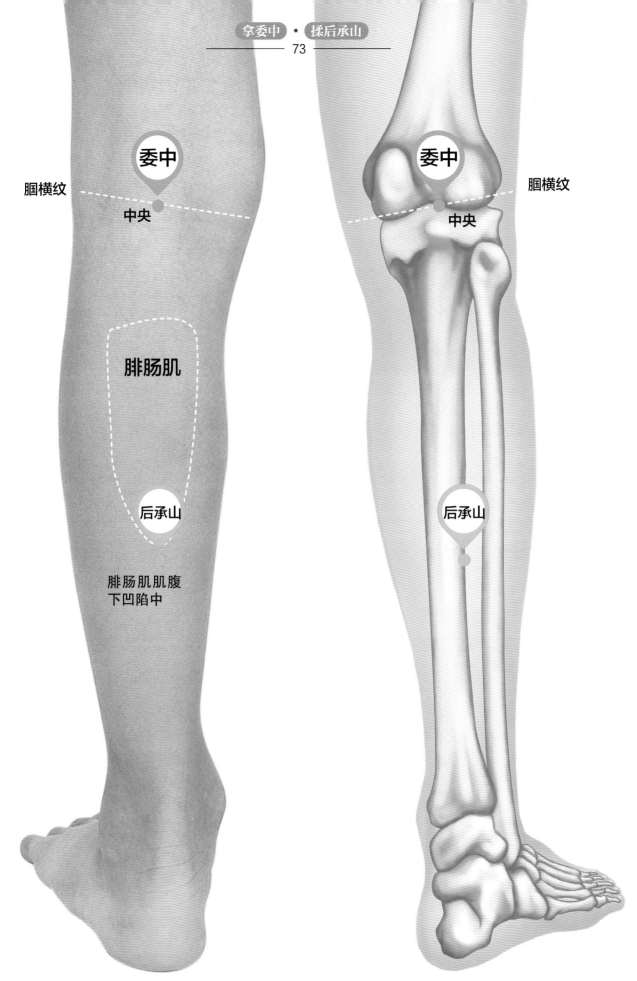

委中

腘横纹

中央

腓肠肌

后承山

腓肠肌肌腹
下凹陷中

委中

腘横纹

中央

后承山

3~5次 拿昆仑 专治脚部不适

> 昆仑者，火也。在足外踝后，跟骨上陷中，细脉动应手。足太阳脉之所行也，为经。
> ——《针灸甲乙经》

主　治 头痛，惊风，腰痛，足内翻，足跟痛。

操作部位 外踝尖和跟腱的中间凹陷中。

专家手法 术者用右手拇指、食指相对重拿之，继以揉之。拿3~5次，揉30~50次。

独家经验 此操作可以治疗孩子惊风，若效果不佳，可以艾灸此穴。

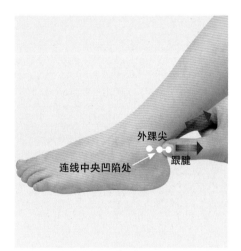

术者拇、食二指相对拿孩子昆仑

3~5次 拿仆参 孩子昏厥急救

> 拿蹼参穴：一名鞋带穴，在脚后根上。惊死重拿即醒，久拿必活。
> ——《幼科推拿秘书》

主　治 腰痛，脚跟痛，霍乱转筋，癫狂痫，晕厥，足痿不收。

操作部位 足外踝尖下凹陷中。

专家手法 术者用右手拇指、食指相对重拿之，继以揉之。拿3~5次，揉30~50次。

独家经验 孩子昏厥时，可与掐人中（见8页）、掐十宣（见38页）等合用，直至孩子苏醒为止。

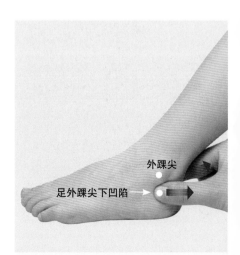

术者拇、食二指相对拿孩子足外踝尖下凹陷处

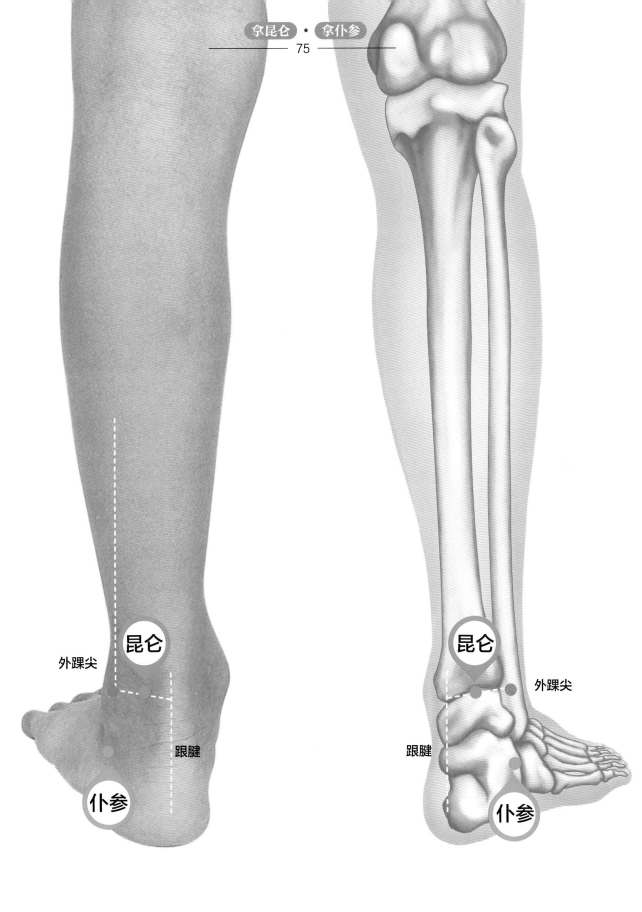

外踝尖

昆仑

跟腱

仆参

昆仑

外踝尖

跟腱

仆参

揉太冲 止呕止酸见效快

100~200次

主 治 头痛，眩晕，目赤肿痛，烦躁易怒，夜眠不安，呕吐吞酸，腹胀腹痛等肝胃不和病症。

操作部位 足背侧，第1、第2跖骨结合部之前凹陷处。

专家手法 用拇指指腹揉，揉100~200次。也可用按法。

独家经验 按揉太冲可治疗孩子肝胃不和引起的呕吐以及腹痛腹胀，用拇指指腹按压太冲，然后用两手拇指指腹揉太冲。

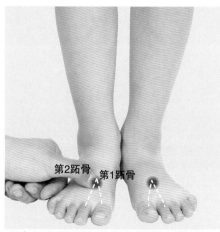

第2跖骨　第1跖骨

术者拇指指腹揉孩子足背第1、第2跖骨结合前凹陷处

推涌泉 引火归元

100~400次

> 涌泉穴，两足俱推，不分男女，但旋转不同。
> ——《推拿仙术》

主 治 发热，呕吐，腹泻，五心烦热。

操作部位 足掌心前1/3处。

专家手法 用两拇指指腹轮流自孩子足掌心前1/3处推向足尖，推100~400次。也可用揉法、擦法。

独家经验 涌泉用揉法，可以治疗眼睛痛；同时可以止吐泻，左揉止吐，右揉止泻。

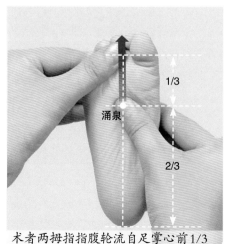

1/3

涌泉

2/3

术者两拇指指腹轮流自足掌心前1/3处推向足尖

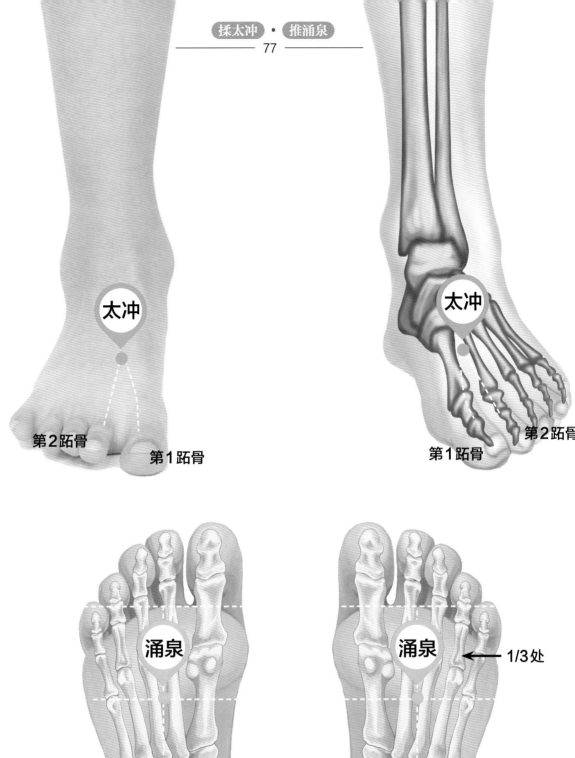

太冲

太冲

第2跖骨

第1跖骨

第2跖骨

第1跖骨

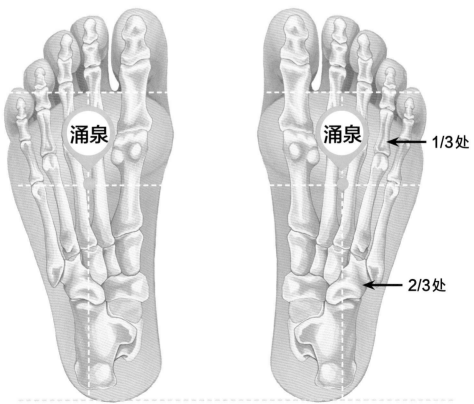

涌泉

涌泉

1/3处

2/3处

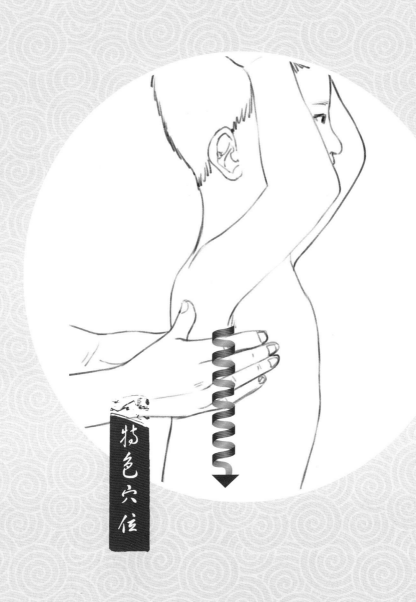

特色穴位

第六章

张素芳特色穴位推拿技法

勾揉扁桃体外方 咽喉不利就找它

主　　治	咽喉肿痛，急慢性扁桃体炎。
操作部位	小儿扁桃体的体表投影。
专家手法	术者右手食、中二指放于扁桃体体表投影处，用指腹轻轻勾揉之，揉100~300次。
独家经验	治疗急慢性扁桃体炎，咽喉肿痛，勾揉此穴时，让孩子反复吞咽口水，可迅速缓解疼痛。

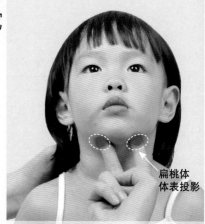

扁桃体
体表投影

术者右手食、中二指指腹勾揉孩子扁桃体体表投影处

猿猴摘果 夜间宝宝不哭闹

> 猿猴摘果……其法以我两手大指食指提孩儿两耳尖，上往若干数，又扯两耳坠，下垂若干数，如猿猴摘果之状。
> ——《幼科推拿秘书》

主　　治	食积，寒疾，夜寐不安。
操作部位	两耳尖及两耳垂。
专家手法	术者食、中二指侧面分别夹住孩子耳尖向上提，再以拇、食二指捏两耳垂向下扯，如猿猴摘果之状。向上提10~20次，向下扯10~20次。
独家经验	如遇惊吓导致孩子夜啼，建议首选猿猴摘果，操作10~20次。

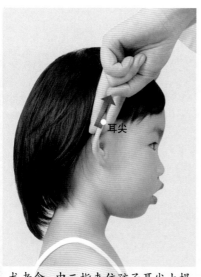

耳尖

术者食、中二指夹住孩子耳尖上提

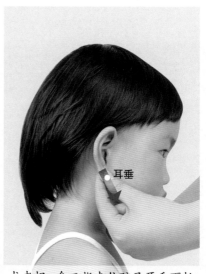

耳垂

术者拇、食二指夹住孩子耳垂下扯

100~300次 推摩咽周淋巴环 能治耳鼻喉疾患

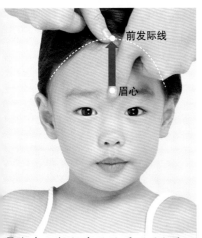

① 术者两拇指自孩子眉心至额上交替直推

主　　治 ▶ 咽周急慢性淋巴结肿大引起的耳鼻喉疾患。

操作部位 ▶ 咽周淋巴分布体表投影。

专家手法 ▶ ①开天门；②从耳后翳风（在耳垂后方，当乳突与下颌角之间的凹陷处）开始以胸锁乳突肌为界，胸锁乳突肌之后从翳风推向缺盆（在锁骨上窝中央，距前正中线4寸）；③胸锁乳突肌之前从翳风经下颌角推至颌下；④勾揉扁桃体体表投影处；⑤侧推宝瓶（鼻翼两旁，自目内眦至迎香穴处）；⑥黄蜂入洞；⑦拿风池。此为1遍。

独家经验 ▶ 运用此法，手法宜轻柔，以推摩为主，依据淋巴循环方向，分布区域进行推摩，操作100~300次。

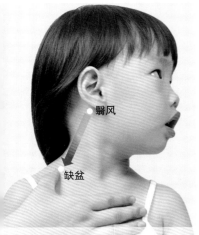

② 术者右手拇指从翳风推至缺盆

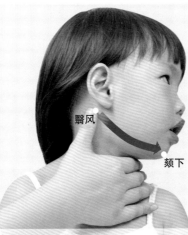

③ 术者右手拇指从翳风推向颌下

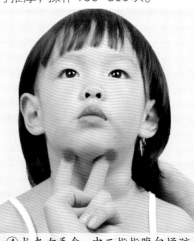

④ 术者右手食、中二指指腹勾揉孩子扁桃体体表投影处

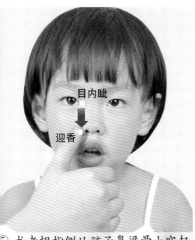

⑤ 术者拇指侧从孩子鼻梁骨小突起的地方往鼻子两侧下推

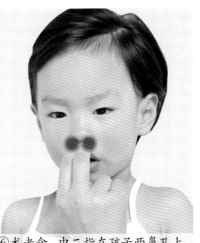

⑥ 术者食、中二指在孩子两鼻孔上下揉动

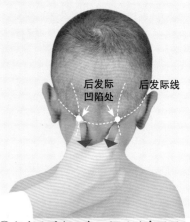

⑦ 术者右手拇、食二指同时拿孩子后发际凹陷处

20~50次 黄蜂入洞 揉揉治鼻塞

> 黄蜂入洞：此寒重取汗之奇法也。
> ——《幼科推拿秘书》

主　治	外感风寒，鼻塞不通，发热无汗，流涕等。
操作部位	两鼻孔。
专家手法	左手扶孩子头部，右手食、中二指指腹在孩子两鼻孔作上下揉动，揉20~50次。
独家经验	本穴实际多揉于鼻孔下方。术者两指蘸葱姜水再揉，治疗鼻塞效果更好，有通气的功效。

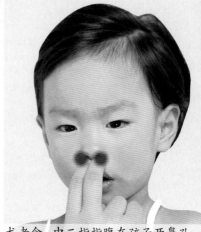

术者食、中二指指腹在孩子两鼻孔下方上下揉动

50~100次 分推腹阴阳 既消食，又除胀

主　治	身热腹胀，停乳积食，胸闷，消化不良，伤食，呕吐，恶心。
操作部位	中脘（见18页）与两胁下的软肉处。
专家手法	术者两拇指自孩子中脘向两旁斜下分推之，推50~100次。
独家经验	本穴在孩子突然腹痛时操作，同时用手掌摩揉孩子的肚脐，次数越多缓解腹痛的效果越好。

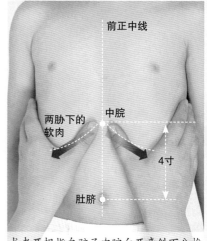

术者两拇指自孩子中脘向两旁斜下分推

50~100次 分推肩胛 止咳定喘

主　治	热寒犯肺而致的咳嗽痰喘。
操作部位	孩子背部两侧肩胛骨内侧缘。
专家手法	术者两拇指指腹，自孩子肩胛上角，沿肩胛骨内侧缘分推至肩胛下角，推50~100次。
独家经验	此法善治上焦心、肺之热，可与开璇玑3~5遍（见83页）、清天河水（见62页）100~300次合用。

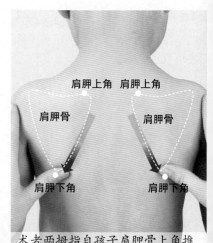

术者两拇指自孩子肩胛骨上角推至肩胛骨下角

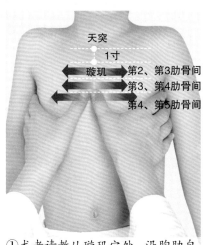

①术者请教从璇玑穴处，沿胸肋自上而下，向左右两旁分推

(3~5遍) 开璇玑　止咳化痰见效快

主　治 → 发热，气急，痰喘，胸闷，呕吐，厌食，腹泻。

操作部位 → 在天突下1寸，胸骨柄中央，属任脉。

专家手法 → ①从璇玑穴处，沿胸肋自上而下，向左右两旁分推；②自鸠尾（在上腹部，前正中线上，当胸剑结合部下1寸）处向肚脐直推10余次；③顺时针摩腹部30~50次；④从肚脐推至小腹。此为1遍，一般3~5遍。

独家经验 → 治疗孩子咳嗽痰多时，应先化痰和排痰，操作时可先揉天突（见16页）3次，开璇玑3~5遍。但是孩子年纪小，揉天突时力道不宜过重。

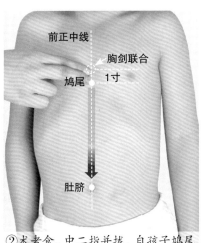

②术者食、中二指并拢，自孩子鸠尾下推至肚脐

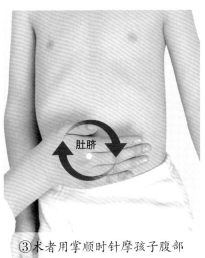

③术者用掌顺时针摩孩子腹部

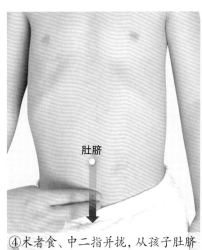

④术者食、中二指并拢，从孩子肚脐推至小腹

术者双掌在孩子两腋下至肚角自上而下搓摩50~100次

(50~100次) 按弦走搓摩　理气化痰消食积

> 按弦走搓摩，此法治积聚屡试屡验，此运开积痰积气癖疾之要法也。
> ——《幼科推拿秘书》

主　治 → 胸闷气促，咳嗽痰滞。

操作部位 → 两胁至肚角。

专家手法 → 取仰卧，孩子双手上举至头部，术者用双掌在孩子两腋下至肚角处自上而下作搓摩50~100次。

独家经验 → 本手法有两类人不宜使用：一是中气下陷者，症状表现为脘腹胀，久痢不止，脱肛等；二是肾不纳气者，症状表现为气喘，动则出汗。

脊柱操作　推清捏补要分清

100~300遍

主　治▶ 发热，惊风，夜啼，疳积，腹泻，呕吐，便秘等。

操作部位▶ 大椎至长强成一直线。

专家手法▶ 推脊，术者用食、中二指腹自上而下做直推，推100~300次；捏脊，用捏法自下而上称捏脊，捏脊3~5遍。

独家经验▶ 推脊有清热的作用，多用于发热时，可配合清天河水（见62页）、退六腑（见62页）等。捏脊能调阴阳、理气血、和脏腑、通经络、培元气，具有强身健体的功能，用于消化不良、小儿疳积、腹泻等消化系统病症，也是小儿推拿常用的保健手法之一。

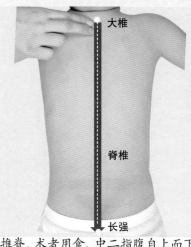

推脊，术者用食、中二指腹自上而下直推

天门入虎口　预防感冒好帮手

100~200次

主　治▶ 风寒感冒初引起的鼻塞、流涕、打喷嚏。

操作部位▶ 拇指尖尺侧至虎口处。

专家手法▶ 术者右手拇指、中指捏住孩子拇指，食指托住孩子指根，左手拇指和其余四指夹住孩子的食指、中指、无名指、小指四指，使拇指向上，手掌向外，再以拇指内侧面自孩子拇指尖尺侧沿赤白肉际推到虎口，推100~200次。

独家经验▶ 将孩子手掌朝上，术者拇指蘸葱姜水再推，效果更佳。

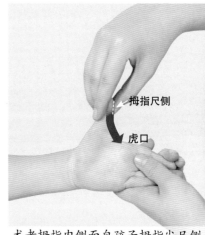

术者拇指内侧面自孩子拇指尖尺侧推至虎口

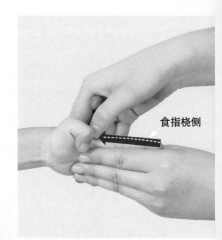

推指三关　祛风散寒

100~200次

主　治▶ 风寒感冒初引起的鼻塞、流涕、打喷嚏。

操作部位▶ 食指掌面上、中、下三节，即风、气、命三关。

专家手法▶ 术者左手握住孩子手，右手拇指侧面沿孩子食指掌面稍偏桡侧，从指腹推至虎口，推100~200次。

独家经验▶ 指三关可作望诊用，观察指纹即为验三关。红黄相兼为正常；指纹显红色，主寒证；指纹显紫色，主热证。可通过观察指纹的显隐分辨疾病的表里。

术者拇指侧面沿孩子食指桡侧从指尖推至虎口

30~50遍

水底捞明月 发热就用它

主　治	发热。
操作部位	小指掌面指尖至手心处。
专家手法	术者左手持孩子四指，再以右手食指、中指固定孩子拇指，然后以拇指自孩子小指尖推至小天心（见42页）处，再转入内劳宫（见42页）为1遍，推30~50遍。
独家经验	在临床上治疗高热神昏，即邪入营血的各类高热实证，亦可将凉水点入孩子手掌内劳宫推运，疗效更佳，但虚热证不宜用。

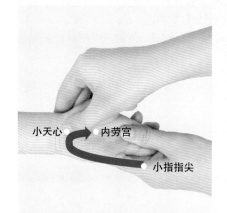

小天心　内劳宫　小指指尖

术者拇指从小指指尖推至小天心
再转入内劳宫

20~30次

凤凰展翅 惊吓喘胀自然消

> 凤凰展翅，此法性温，治凉。
> ——《小儿推拿广意》

主　治	寒证，寒喘，惊悸，噎膈，因风寒所致的咳喘。
操作部位	手背部。
专家手法	术者双手食、中二指固定孩子腕部，同时以拇指分别捏按精宁（见56页）、威灵（见56页）二穴，并上下摇动手臂，如凤凰展翅状，操作20~30次。
独家经验	小儿麻痹、上肢不能抬举屈伸时，先用凤凰展翅20~30次，再配合按掐肩井20次，摇肘肘（见89页）20次。若孩子夜啼，可配合猿猴摘果（见80页）。

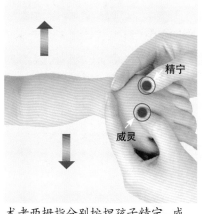

精宁

威灵

术者两拇指分别按捏孩子精宁、威灵，并上下摇动

300~500次

揉增高穴 多揉助长高

主　治	身高增长迟缓。
操作部位	手掌面第4、第5掌骨指间，握拳，小指尖对应点下5分和8分处。（因孩子手小，成人一个拇指即可盖住此二穴。）
专家手法	用拇指或中指指腹轻揉之，揉300~500次。
独家经验	此穴根据董氏奇穴经验而定，是肾的敏感区，多揉久揉且配合补脾经（见34页）、补肾经（见36页）有增高益智功效。

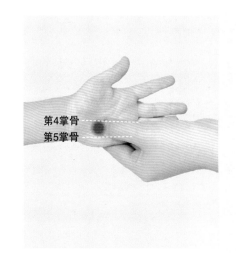

第4掌骨
第5掌骨

术者拇指轻揉增高穴

20~30次 赤凤点头 消胀平喘，补血宁心

主　　治▶ 腹胀，腹痛，气喘及乏力气短等。

操作部位▶ 手中指及肘部。

专家手法▶ 术者左手托孩子肐肘，右手拿孩子中指上下摇之，如赤凤点头之状，摇20~30次。

独家经验▶ 此法针对虚寒性腹痛，操作时要轻柔和缓，以起到通关顺气、温中祛寒的作用。若遇孩子热吐，操作时要加大摆动幅度，且要用力，频率要快，以达到消积除胀、通关泻热的功效。

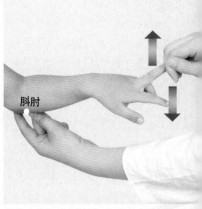

术者左手托孩子肐肘，右手拿中指上下摇动

20~30次 打马过天河 退热效果好

> 打马过天河法。法主凉，能去热病。
> ——《厘正按摩要术》

主　　治▶ 恶寒发热，高热，神昏，麻木等。

操作部位▶ 自孩子掌心向上至洪池（肘关节内侧，肘横纹中点）处。

专家手法▶ 术者先用右手中指运内劳宫（见42页），再用右手食、中二指指腹蘸凉水，由总筋（见46页）起，食、中二指交替弹打至洪池，或用食、中二指弹至肘弯处，边弹打边吹凉气，20~30次。

独家经验▶ 遇孩子发热，根据表里虚实，可选择打马过天河、水底捞明月（见85页）操作，以达到增强退热的效果。

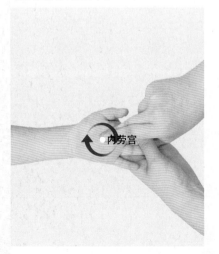

术者中指运孩子内劳宫

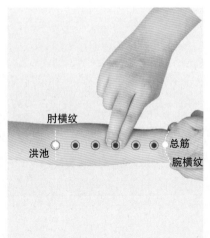

术者食、中二指交替弹打由总筋至洪池

苍龙摆尾 退热通便一举两得
20~30次

> 苍龙摆尾法：法能退热开胸。
> ——《厘正按摩要术》

主　治 ▶ 发热，烦躁不安。

操作部位 ▶ 手及肘部。

专家手法 ▶ 术者用左手托孩子胛肘，右手握住孩子食、中、无名、小指四指，左右摇动如摆尾状。摇20~30次。

独家经验 ▶ 痰热互结于胸，大便不通，可选用此法。

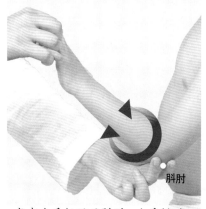

胛肘

术者左手托孩子胛肘，右手摇动手臂

飞经走气 清肺化痰此处妙
20~50次

主　治 ▶ 咳嗽痰多。

操作部位 ▶ 自曲池（见60页）至手指梢。

专家手法 ▶ ①术者右手拿孩子左手不动，再以左手四指，从曲池起，按之、跳之，至总筋（见46页）处数次；②按拿孩子阴池、阳池（见46页）；③右手将孩子左手四指向上往外，一伸一屈，连续操作20~50次。

独家经验 ▶ 孩子咳嗽痰多时，术者可用飞经走气推拿9遍，跳穴时力度要适中，手肘皮肤稍有指印即可。

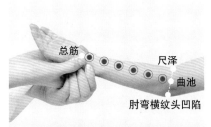

①术者左手四指从孩子曲池按、跳至总筋

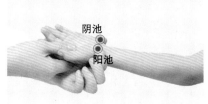

②术者拇、食二指相对按孩子阴池、阳池

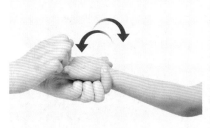

③术者伸屈孩子左手四指

按揉鼻咽点 鼻炎咽炎不来找

100~200次

主　治 ➤ 咽喉肿大，鼻塞不利，急慢性咽炎。

操作部位 ➤ 第3掌指关节横纹中点。

专家手法 ➤ 术者拇指指腹轻揉孩子鼻咽点，揉100~200次。

独家经验 ➤ 治疗咽喉炎、鼻炎时，常配合推摩咽周淋巴环（见81页）、黄蜂入洞（见82页）等操作。

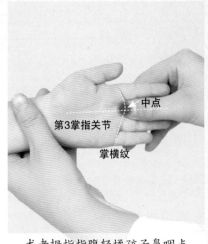

术者拇指指腹轻揉孩子鼻咽点

运土入水 清除脾胃湿热

100~300次

> 运土入水，丹田作胀眼睛为土盛水枯，推以滋之。
> ——《小儿推拿广意》

主　治 ➤ 小便赤涩、频数，少腹胀痛，大便秘结。

操作部位 ➤ 拇指脾土沿手掌边缘至小指肾水。

专家手法 ➤ 术者拇指桡侧从孩子拇指端脾土沿手掌边缘运向小指端的肾水，运100~300次。

独家经验 ➤ 此法治疗的尿频赤涩，多由肾阴不足、摄纳失调而引起。

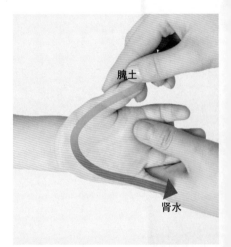

术者从孩子拇指端沿手掌边缘运向小指端

运水入土 治便秘有奇效

100~300次

> 运水入土，身弱肚起青筋为水盛土枯，推以润之。
> ——《小儿推拿广意》

主　治 ➤ 消化不良，二便闭结。

操作部位 ➤ 小指肾水沿手掌边缘至拇指脾土。

专家手法 ➤ 用拇指桡侧缘自小指端肾水沿掌根运向拇指端脾土，运100~300次。

独家经验 ➤ 与运土入水操作手法相同，但是方向相反，所产生的作用也完全不同，很多人操作时易混淆。运水入土多用于久病、虚证，如孩子常见燥热引发的小便不利、体弱腹胀等；而运土入水多用于新病、实证，如由肾气不足导致的呕吐、腹泻等。

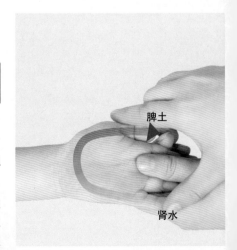

术者从孩子小指端沿手掌边缘运向拇指端

(20~30次) 按肩井　诸症推毕，此法总收

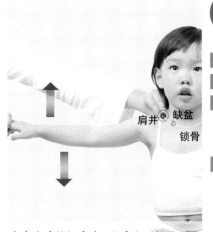

术者左手掐按肩井，右手上下摇动上肢

主治	气虚易感、多汗等。
操作部位	在肩部缺盆上，大骨前1寸凹陷中。
专家手法	术者左手食、中二指掐按孩子肩井，再以右手紧拿孩子食指及无名指，使孩子上肢伸直摇之。摇20~30次。也常用拿法。
独家经验	一般治疗结束必操作此法5~10次，关闭津门以防汗复出。

图中标注：肩井　缺盆　锁骨

(300~500次) 推五经　蘸水退热效果显

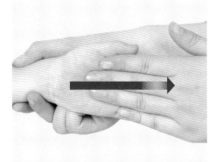

术者与孩子掌根相对，从掌根一直推至指尖

主治	发热，五脏病变。
操作部位	推脾经、推肝经、推心经、推肺经、推肾经五法统称推五经。
专家手法	术者与孩子相对，用左手推左手，右手推右手，推时掌根相对，从掌根一直推至指尖，不要忽快忽慢，也不能频率过慢，300~500次，两手都推。
独家经验	此法是最常用的家庭退热手法之一。操作时要蘸水推，先摸孩子手心温度，手热则用温水，手凉则用热水，蘸水点入孩子手心，水推干再蘸水，如此重复操作，即可达到退热的效果。

(20~30次) 摇肘肘　惊风麻痹摇一摇

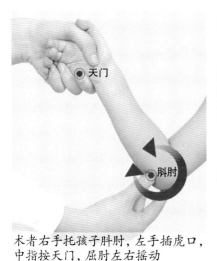

术者右手托孩子肘肘，左手插虎口，中指按天门，屈肘左右摇动

主治	气血不和，经络不通。
操作部位	肘关节处。
专家手法	先用右手拇、食、中三指托住孩子右手肘肘，再以左手拇、食二指插入虎口，同时用中指按定天门（乾卦，见44页），然后屈孩子手左右摇之，摇20~30次。
独家经验	治疗急慢性惊风常与十宣（见38页）、五指节（见54页）等合用，亦可治疗上肢麻痹不用。

图中标注：天门　肘肘

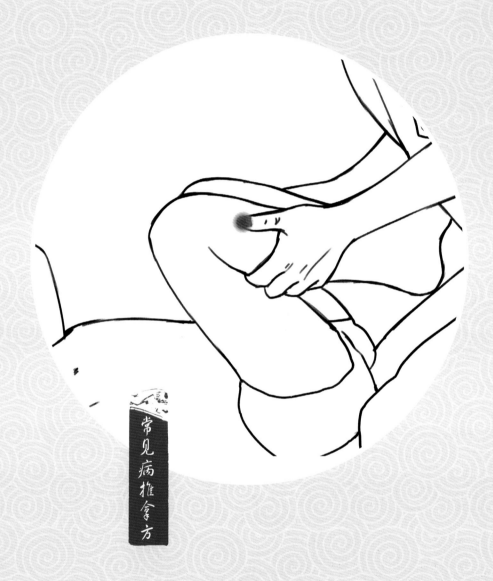

常见病推拿方

第七章

50年经典
小儿推拿验方

感冒

【典型症状】风寒感冒以发热轻、流清涕、鼻塞、喷嚏、咳嗽、痰清稀、舌质淡、苔薄白、全身酸痛为特征；风热感冒以发热重、流脓涕、鼻塞、喷嚏、咳嗽、痰黏稠、舌质红、苔薄白或苔黄、咽红肿痛为特征。

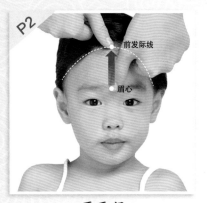

开天门

术者两拇指自孩子眉心向额上交替直推至发际，推30~50次。

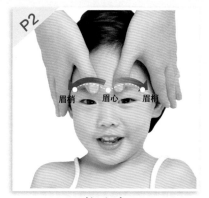

推坎宫

术者两拇指自孩子眉心分推至眉梢，推30~50次。

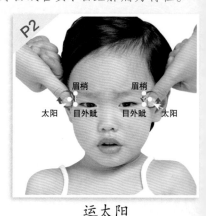

运太阳

术者两手托扶孩子头部，两拇指运孩子两眉后凹陷处，运20~30次。

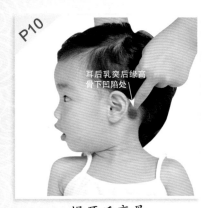

揉耳后高骨

术者中指揉孩子耳后乳突后缘高骨下凹陷处，揉20~30次。

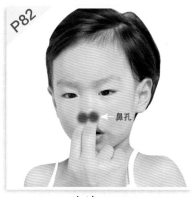

黄蜂入洞

术者右手食、中二指指腹在孩子两鼻孔下作上下揉动，揉20~50次。

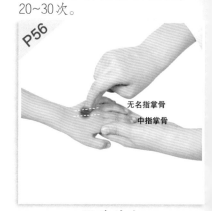

揉外劳宫

术者中指指端揉孩子手背中指与无名指掌骨中间，揉100~500次。

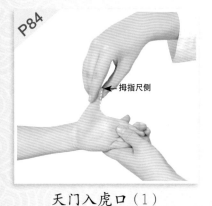

天门入虎口（1）

术者右手捏孩子拇指，左手夹住孩子四指，使孩子手掌向外。

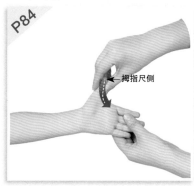

天门入虎口（2）

术者以拇指内侧面，自孩子拇指尖尺侧沿赤白肉际推到虎口，推100~200次。

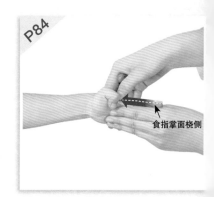

推指三关

术者右手拇指侧面自孩子食指掌面偏桡侧，从指腹推至虎口，推100~200次。

注：此页为风寒感冒推拿方，风热感冒与此类似，将"天门入虎口"和"推指三关"改为"揉大椎"即可。

发热

【典型症状】因外感风寒而发热，以恶寒无汗、头痛、鼻塞、流涕、咳嗽、口不渴、舌苔薄白为特征；因外感风热而发热，以发热重、恶风、有汗或无汗、头痛、鼻塞、喷嚏、咽喉红肿疼痛、舌苔薄黄为特征。

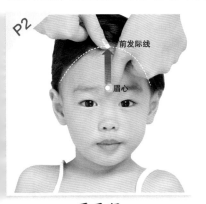

开天门
术者两拇指自孩子眉心向额上交替直推至发际，推30~50次。

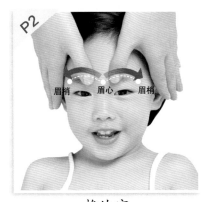

推坎宫
术者两拇指自孩子眉心分推至眉梢，推30~50次。

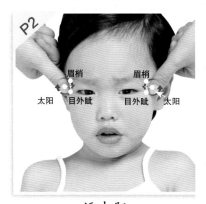

运太阳
术者两手托扶孩子头部，两拇指运孩子两眉后凹陷处，运20~30次。

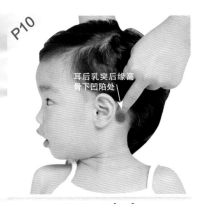

揉耳后高骨
术者中指揉孩子耳后乳突后缘高骨下凹陷处，揉20~30次。

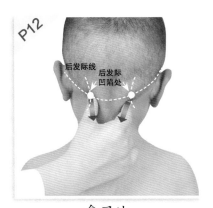

拿风池
术者右手拇、食二指同时拿孩子后发际两侧凹陷处，拿5~10次。

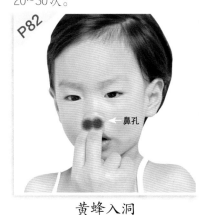

黄蜂入洞
术者右手食、中二指指腹在孩子两鼻孔下作上下揉动，揉20~50次。

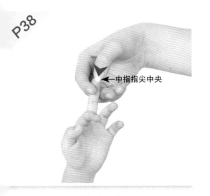

掐中冲
术者右手拇指指甲掐孩子中指末节尖端中央，掐3~5次。

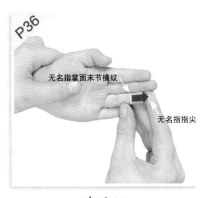

清肺经
术者右手拇指自孩子无名指掌面末节横纹起推至指尖，推100~500次。

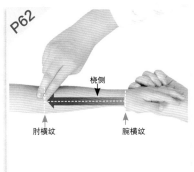

推三关
术者食、中二指并拢，自孩子前臂桡侧腕横纹推至肘横纹，推100~500次。

注：此处为风寒发热推拿方，风热发热与此类似，将"黄蜂入洞"和"推三关"替换为"清天河水""退六腑"即可。

反复感冒

【**典型症状**】恶寒发热、鼻塞头痛、咳嗽痰白、倦怠无力、气短懒言、舌淡苔白、脉浮无力，易反复发作。0~2岁小儿每年发生上呼吸道感染超过7次（包括7次），或3~6岁小儿每年发生上呼吸道感染超过6次（包括6次）。

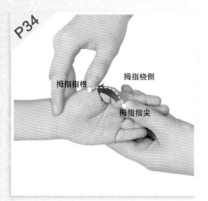

补脾经

使孩子拇指微屈，术者以右手拇指桡侧或指面自孩子拇指桡侧自指尖推至指根，推100~500次。

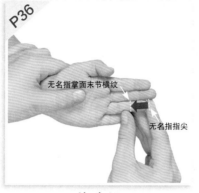

补肺经

术者右手拇指自孩子无名指指尖推至无名指掌面末节横纹，推100~500次。

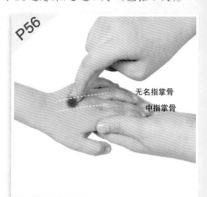

揉外劳宫

术者用中指指尖揉孩子手背中指与无名指掌骨中间，揉100~500次。

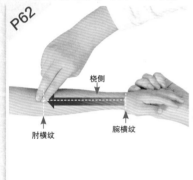

推三关

术者食、中二指并拢，自孩子前臂桡侧腕横纹推至肘横纹，推100~500次。

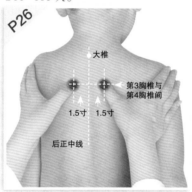

揉肺俞

术者两手四指抚孩子肩臂处，两手拇指指腹揉肺俞，揉50~100次。

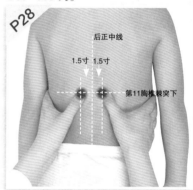

揉脾俞

术者两手四指抚孩子胁下，两手拇指指腹揉脾俞，揉50~100次。

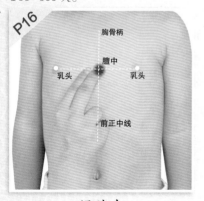

揉膻中

术者以中指指腹揉孩子两乳头连线中点凹陷，揉100~200次。

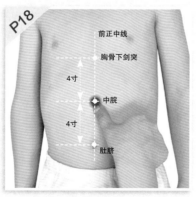

按揉中脘

术者右手拇指按揉孩子脐上4寸，按揉100~200次。

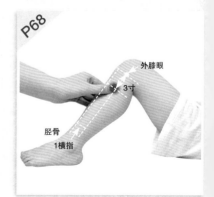

揉足三里

术者拇指指腹揉外侧膝眼下3寸，揉50~100次。

扁桃体炎

【典型症状】咽喉两侧扁桃体红肿疼痛,吞咽不利,多伴有高热,且发热持续时间较长,喜冷饮,大便干,小便黄,寐不安,舌红苔黄,脉数,指纹紫滞。

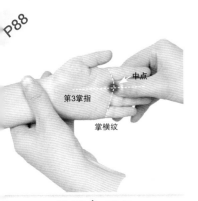

按揉鼻咽点
术者拇指指腹轻揉孩子第3掌指关节横纹中点,揉100~200次。

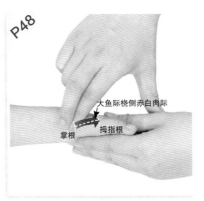

清胃经
术者食指自孩子大鱼际桡侧掌根推至拇指根,推100~500次。

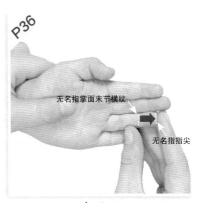

清肺经
术者右手拇指自孩子无名指掌面末节横纹起推至指尖,推100~500次。

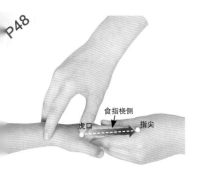

清大肠
术者右手拇指桡侧面,自孩子虎口直推至食指指尖,推100~500次。

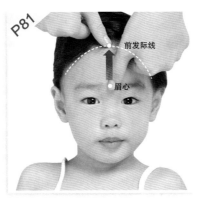

推摩咽周淋巴环(1)
术者两拇指自眉心向额上交替直推至发际,30~50次。

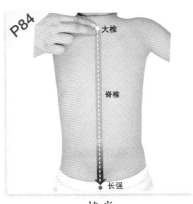

推摩咽周淋巴环(2)~(7)
术者右手拇指从孩子翳风推至缺盆。(其他步骤详见第81页)

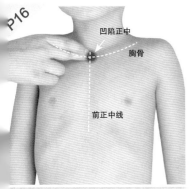

按揉天突
天突在胸骨切迹上缘凹陷正中。术者用中指指腹按揉之,约按揉50次。

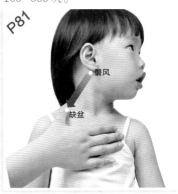

推脊
术者食、中二指指腹从孩子大椎至长强自上而下直推,推100~300次。

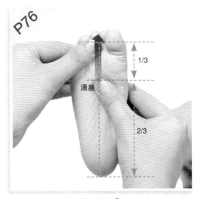

推涌泉
术者两拇指指腹轮流自孩子足掌心前1/3处推向足尖,推100~400次。

咽喉炎

【典型症状】咽部红肿疼痛，或干燥、异物感，咽痒不适，声音嘶哑，拒食，大便干，小便黄，寐不安，舌质红，苔黄，脉数，指纹紫滞。

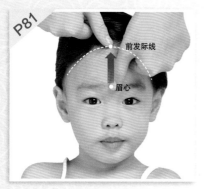

推摩咽周淋巴环（1）
术者两拇指自眉心向额上交替直推至发际，30~50次。

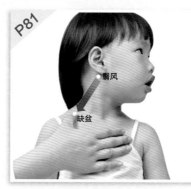

推摩咽周淋巴环（2）~（7）
术者右手拇指从孩子翳风推至缺盆。（其他步骤详见第81页）

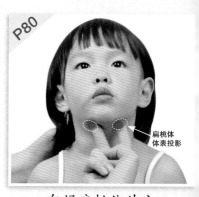

勾揉扁桃体外方
术者右手食、中二指放于扁桃体表投影处，用指腹轻轻勾揉之，揉100~300次。

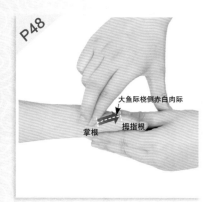

清胃经
术者食指自孩子大鱼际桡侧掌根推至拇指根，推100~500次。

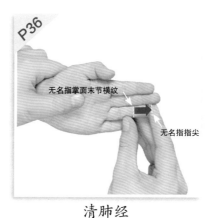

清肺经
术者右手拇指自孩子无名指掌面末节横纹起推至指尖，推100~500次。

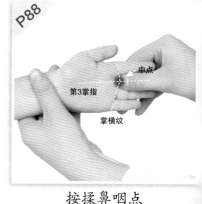

按揉鼻咽点
术者拇指指腹轻揉孩子第3掌指关节横纹中点，揉100~200次。

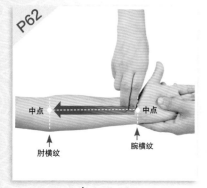

清天河水
术者食、中二指指腹沿孩子前臂正中线，从腕横纹起推至肘横纹，推100~500次。

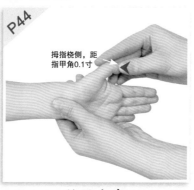

掐揉少商
术者右手拇指指甲掐孩子拇指末节桡侧，距指甲角0.1寸处，继而揉之。掐3~5次，揉100~300次。

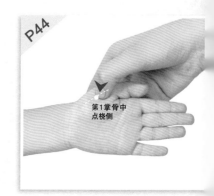

掐揉鱼际
术者右手拇指指甲掐孩子拇指第1掌指关节后凹陷处，继而揉之。掐3~5次，揉100~300次。

内伤咳嗽

【典型症状】 久患咳嗽，入夜则甚，身发微热，口干恶饮，五心烦热，身体消瘦，舌红苔少，脉细数，指纹紫滞。

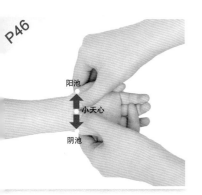

分推手阴阳

术者用两手拇指指腹，从孩子小天心向阴池、阳池分推，推100~150次。

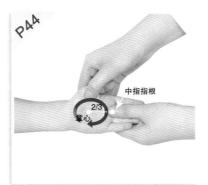

顺运内八卦

术者用左手拇指按定离卦，右手拇指自乾卦开始向坎卦运至兑卦结束。（见44页具体解释）

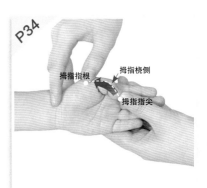

补脾经

使孩子拇指微屈，术者以右手拇指桡侧或指面自孩子拇指桡侧自指尖推至指根，推100~500次。

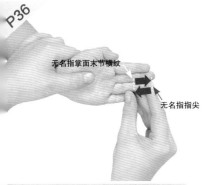

推肺经

术者右手拇指自孩子无名指掌面末节横纹至指尖来回推，推100~200次。

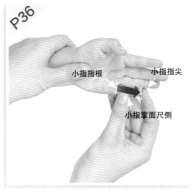

补肾经

术者右手拇指自孩子小指掌面偏尺侧推至指尖，推100~500次。

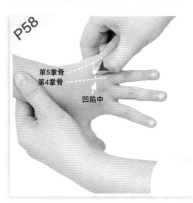

掐揉二人上马

术者拇指指甲掐孩子掌背第4、第5掌骨小头后陷处，继以揉之，掐3~5次，揉100~500次。

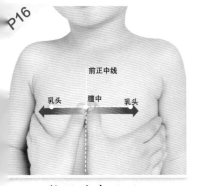

推揉膻中（1）

术者两手四指抚孩子两胁，两拇指同时于膻中向左右分推20~30次。

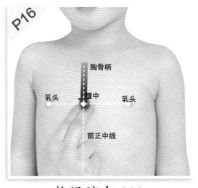

推揉膻中（2）

术者食、中指由孩子胸骨柄向下推至膻中，20~30次；最后以食、中指或拇指按揉之。

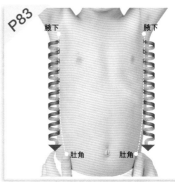

按弦走搓摩

取仰卧，孩子双手上举，术者双掌在孩子两腋下至肚角，自上而下作搓摩50~100次。

▶ 咳嗽 ◀

【典型症状】风寒咳嗽以起初咳嗽痰稀、鼻塞、流清涕、全身疼痛、恶寒无汗、苔薄白、指纹浮红为特征；风热咳嗽以咳嗽痰稠、脓涕、头晕、有汗、口渴咽痛、便秘、小便黄、苔薄黄、指纹紫红为特征。

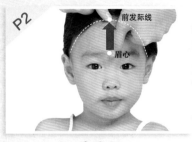

开天门

术者两拇指自孩子眉心向额上交替直推至发际，推30~50次。

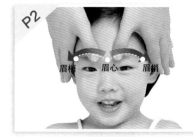

推坎宫

术者两拇指自孩子眉心分推至眉梢，推30~50次。

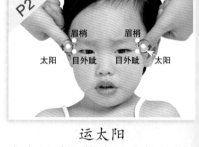

运太阳

术者两手托扶孩子头部，两拇指运孩子两眉后凹陷处，运20~30次。

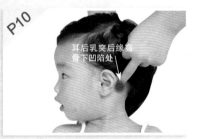

揉耳后高骨

术者中指揉孩子耳后乳突后缘高骨下凹陷处，揉20~30次。

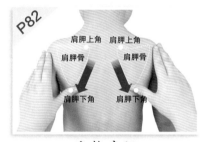

分推肩胛

术者两拇指指腹自肩胛上角，沿肩胛骨内侧缘分推至肩胛下角，推50~100次。

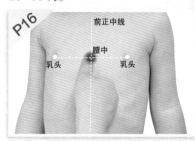

揉膻中

术者以中指指腹揉孩子两乳头连线中点凹陷，揉100~200次。

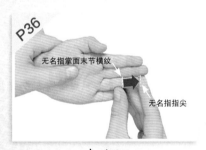

清肺经

术者右手拇指自孩子无名指掌面末节横纹起推至指尖，推100~500次。

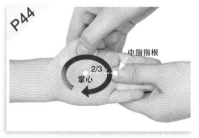

顺运内八卦

术者用左手拇指按定离卦，右手拇指自乾卦开始向坎卦运至兑卦结束。（见44页具体解释）

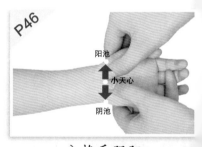

分推手阴阳

术者两手拇指指腹，从孩子小天心向阴池、阳池分推，推100~150次。

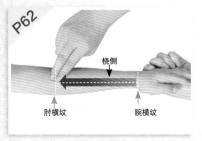

推三关

术者食、中二指并拢，自孩子前臂桡侧腕横纹推至肘横纹处，推100~500次。（风寒加推此穴）

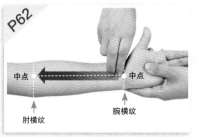

清天河水

术者食、中二指指腹沿孩子前臂正中线，从腕横纹起推至肘横纹，推100~500次。（风热加推此穴）

哮喘

【典型症状】阵发性呼吸困难，吸气困难、呼气延长。食少，睡时难以平卧，严重者会出现胸骨上窝、锁骨上窝及肋间隙的凹陷。

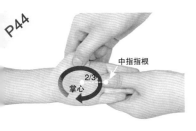

顺运内八卦

术者用左手拇指按定离卦，右手拇指自乾卦开始向坎卦运至兑卦结束。（见44页具体解释）

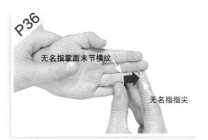

清肺经

术者右手拇指自孩子无名指掌面末节横纹起推至指尖，推100~500次。

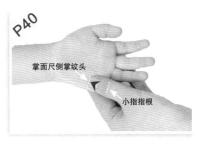

掐揉掌小横纹

术者拇指指甲掐掌面小指根下尺侧掌纹头，继以揉之。掐3~5次，揉100~500次。

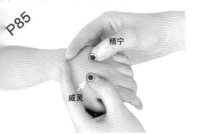

凤凰展翅（1）

术者两拇指分别捏按精宁（参见第56页）、威灵（参见第56页）二穴。

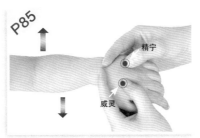

凤凰展翅（2）

上下摇动手臂，如凤凰展翅状。

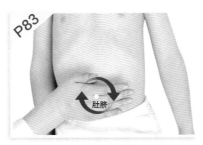

开璇玑（1）

从璇玑穴处，沿胸肋自上而下，向左右两旁分推。

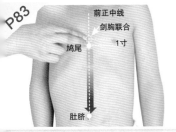

开璇玑（2）

术者食、中二指并拢，自孩子鸠尾下推至肚脐10余次。

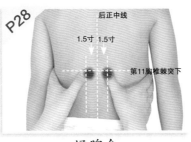

开璇玑（3）

顺时针摩腹部30~50次。

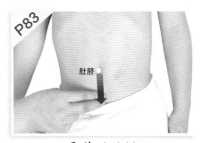

开璇玑（4）

术者食、中二指并拢，从孩子肚脐推到小腹，此为1遍。操作3~5遍。

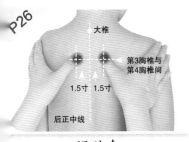

揉肺俞

术者两手四指抚孩子肩臂处，两手拇指指腹揉肺俞，揉50~100次。

揉脾俞

术者两手四指抚孩子胁下，两手拇指指腹揉脾俞，揉50~100次。

厌食

【典型症状】小儿较长时期食欲不振，甚至拒食。

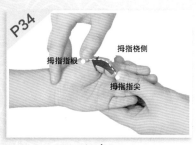

补脾经

使孩子拇指微屈，术者以右手拇指桡侧或指面自孩子拇指桡侧自指尖推至指根，推100~500次。

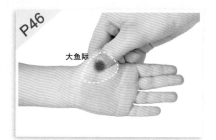

揉板门

术者拇指揉孩子大鱼际平面中点，揉100~300次。

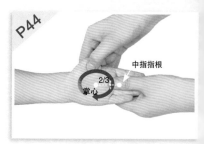

顺运内八卦

术者用左手拇指按定离卦，右手拇指自乾卦开始向坎卦运至兑卦结束。（见44页具体解释）

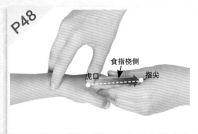

清大肠

术者以右手拇指桡侧面，自孩子虎口直推至食指指尖，推100~500次。

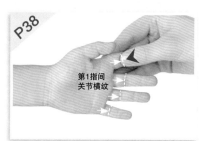

掐揉四横纹

术者拇指指甲依次掐孩子食、中、无名、小指第1指间关节横纹，继而揉之。掐3~5次，揉100~500次。

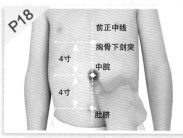

按揉中脘

术者右手拇指按揉孩子脐上4寸，按揉100~200次。

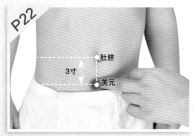

揉关元

术者中指指腹揉孩子脐下3寸，揉100~300次。

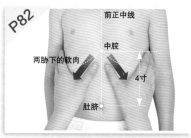

分推腹阴阳

术者两拇指自孩子中脘向两旁斜下分推之，推50~100次。

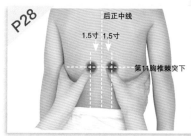

揉脾俞

术者两手四指抚孩子胁下，两手拇指指腹揉脾俞，揉50~100次。

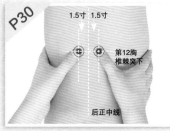

按揉胃俞

术者两手四指抚胁下，两手拇指指腹按揉胃俞，按揉50~100次。

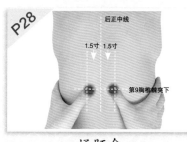

揉肝俞

术者两手四指抚孩子胁下，两手拇指指腹揉肝俞，揉50~100次。

▶ 积滞 ◀

【典型症状】不思乳食，腹部胀满，大便不调。

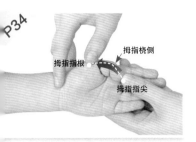

补脾经

使孩子拇指微屈，术者以右手拇指桡侧或指面自孩子拇指桡侧自指尖推至指根，推100~500次。

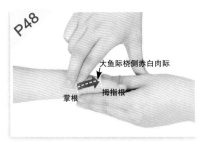

清胃经

术者食指自孩子大鱼际桡侧掌根推至拇指根，推100~500次。

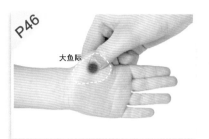

揉板门

术者拇指揉孩子大鱼际平面中点，揉100~300次。

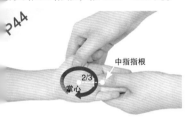

顺运内八卦

术者用左手拇指按定离卦，右手拇指自乾卦开始向坎卦运至兑卦结束。（见44页具体解释）

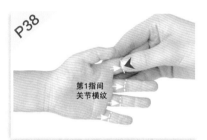

掐揉四横纹

术者拇指指甲依次掐孩子食、中、无名、小指第1指间关节横纹，继而揉之。掐3~5次，揉100~500次。

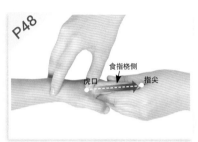

清大肠

术者以右手拇指桡侧面，自孩子虎口直推至食指指尖，推100~500次。

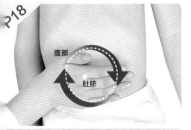

顺摩腹

术者用掌顺时针摩孩子腹部，摩100~500次。

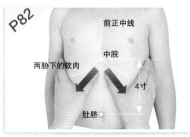

分推腹阴阳

术者两拇指自孩子中脘向两旁斜下分推之，推50~100次。

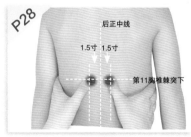

揉脾俞

术者两手四指抚孩子胁下，两手拇指指腹揉脾俞，揉50~100次。

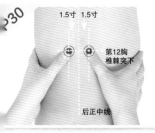

按揉胃俞

术者两手四指抚孩子胁下，两手拇指指腹按揉孩子胃俞，按揉50~100次。

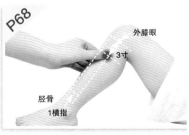

揉足三里

术者拇指指腹揉外侧膝眼下3寸，揉50~100次。

腹胀

【典型症状】脘腹胀满，食欲不振，或伴有腹痛、恶心，或矢气频作。

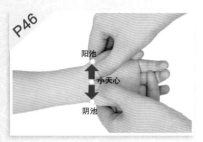

分推手阴阳
术者两手拇指指腹，从孩子小天心向阴池、阳池分推，推100~150次。

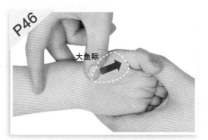

清板门
术者拇指从孩子掌根推至第1掌指关节，推100~200次。

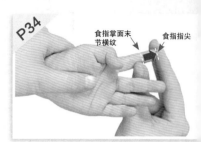

清肝经
术者右手拇指自孩子食指掌面末节横纹起推至指尖，推100~500次。

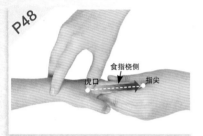

清大肠
术者右手拇指桡侧面，自孩子虎口直推至食指指尖，推100~500次。

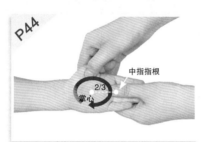

顺运内八卦
术者用左手拇指按定离卦，右手拇指自乾卦开始向坎卦运至兑卦结束。（见44页具体解释）

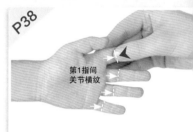

掐揉四横纹
术者拇指指甲依次掐孩子食、中、无名、小指第1指间关节横纹，继而揉之。掐3~5次，揉100~500次。

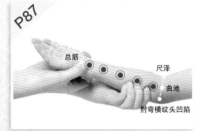

飞经走气（1）
术者左手四指，从孩子曲池起，按之、跳之，至总筋处数次。

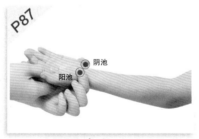

飞经走气（2）
术者拇、食二指拿孩子阴池、阳池。

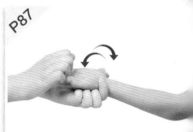

飞经走气（3）
术者右手将孩子左手四指向上往外一伸一屈，连续操作20~50次。

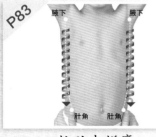

按弦走搓摩
取仰卧，孩子双手上举，术者双掌在孩子两腋下至肚角，自上而下作搓摩50~100次。

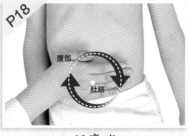

顺摩腹
术者用掌顺时针摩孩子腹部，摩300~500次。

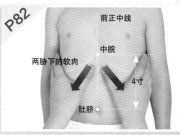

分推腹阴阳
术者两拇指自孩子中脘向两旁斜下分推之，推50~100次。

◀ 腹痛（伤食痛）▶

【典型症状】 食入即痛，喜饮凉水，恶食满腹、吐酸便秘。舌红，苔黄厚腻，脉弦数。

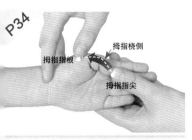

补脾经

使孩子拇指微屈，术者以右手拇指桡侧或指面自孩子拇指桡侧自指尖推至指根，推100~500次。

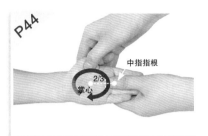

顺运内八卦

术者用左手拇指按定离卦，右手拇指自乾卦开始向坎卦运至兑卦结束。（见44页具体解释）

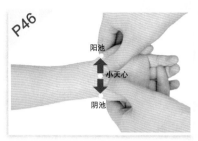

分推手阴阳

术者两手拇指指腹，从孩子小天心向阴池、阳池分推，推100~150次。

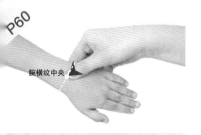

掐揉一窝风（1）

术者右手拇指掐孩子手背腕横纹中央凹陷，掐3~5次。

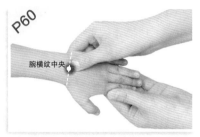

掐揉一窝风（2）

继以揉之，揉100~300次。

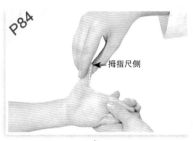

天门入虎口（1）

术者右手捏孩子拇指，左手夹住孩子四指，使孩子手掌向外。

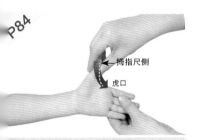

天门入虎口（2）

术者拇指内侧面，自孩子拇指尖尺侧沿赤白肉际推到虎口，100~200次。

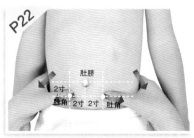

拿肚角

术者拇、食、中指三指向深处拿之，一拿一松为1次，拿3~5次。

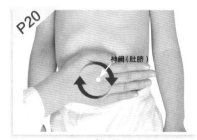

顺摩神阙

术者右手掌心顺时针摩孩子肚脐，摩100~200次。

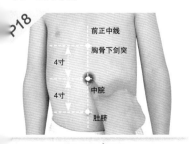

按揉中脘

术者右手拇指按揉孩子脐上4寸，揉100~200次。

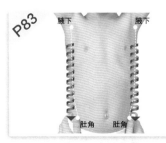

按弦走搓摩

取仰卧，孩子双手上举，术者双掌在孩子两腋下至肚角，自上而下作搓摩50~100次。

腹痛（热痛）

【典型症状】腹痛时痛时止，面赤气热，便秘溲赤，唇红烦渴，痛时拒按。舌红，苔黄厚，脉紧，指纹紫滞。

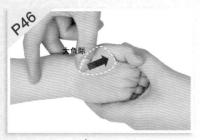

清板门
术者拇指从孩子掌根推至第1掌指关节，推100~200次。

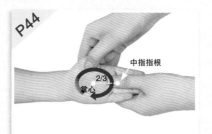

顺运内八卦
术者用左手拇指按定离卦，右手拇指自乾卦开始向坎卦运至兑卦结束。（见44页具体解释）

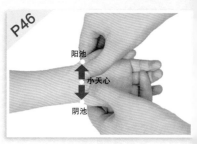

分推手阴阳
术者两手拇指指腹，从孩子小天心向阴池、阳池分推，推100~150次。

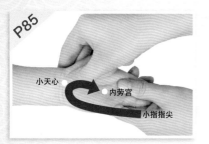

水底捞明月
术者右手拇指自孩子小指尖，推至小天心处，再转入内劳宫为1遍，推30~50遍。

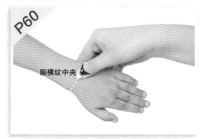

掐揉一窝风（1）
术者右手拇指掐孩子手背腕横纹中央凹陷，掐3~5次。

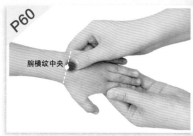

掐揉一窝风（2）
继以揉之，揉100~300次。

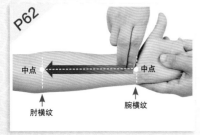

清天河水
术者食、中二指指腹沿孩子前臂正中线，从腕横纹起推至肘横纹，推100~500次。

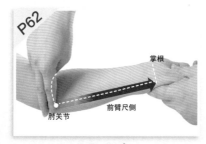

退六腑
术者食、中二指指腹沿孩子前臂尺侧，自肘关节推至掌根，推100~500次。

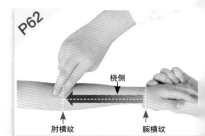

推三关
术者食、中二指并拢，自孩子前臂桡侧腕横纹推至肘横纹，推100次。

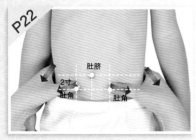

拿肚角
术者拇、食、中指三指向深处拿之，一拿一松为1次，拿3~5次。

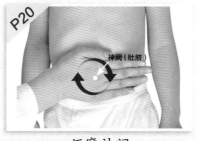

顺摩神阙
术者右手掌心顺时针摩孩子肚脐，摩100~200次。

腹痛（寒痛）

【典型症状】腹痛，绵绵作痛，面色清白，喜热恶寒，大便青色，小便清长，痛时遇热则稍减。舌淡或有瘀斑，苔白，脉紧，指纹滞。

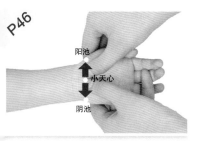

分推手阴阳
术者两手拇指指腹，从孩子小天心向阴池、阳池分推，推100~150次。

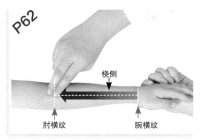

推三关
术者食、中二指并拢，自孩子前臂桡侧腕横纹推至肘横纹处，推100~500次。

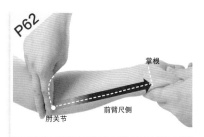

退六腑
术者食、中二指指腹沿孩子前臂尺侧，自肘关节推至掌根，推100次。

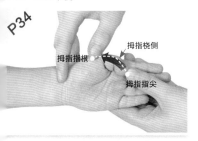

补脾经
使孩子拇指微屈，术者以右手拇指桡侧或指面自孩子拇指桡侧自指尖推至指根，推100~500次。

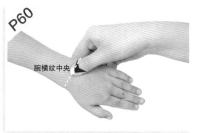

掐揉一窝风（1）
术者右手拇指掐孩子手背腕横纹中央凹陷，掐3~5次。

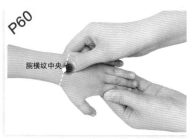

掐揉一窝风（2）
继以揉之，揉100~300次。

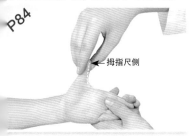

天门入虎口（1）
术者右手捏孩子拇指，左手夹住孩子四指，使孩子手掌向外。

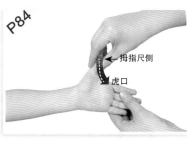

天门入虎口（2）
术者拇指内侧面，自孩子拇指尖尺侧沿赤白肉际推到虎口，100~200次。

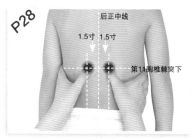

揉脾俞
术者两手四指抚孩子胁下，两手拇指指腹揉脾俞，揉50~100次。

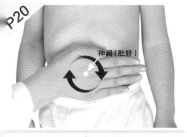

顺摩神阙
术者右手掌心顺时针摩孩子肚脐，摩100~200次。

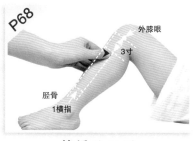

掐揉足三里
术者拇指指腹掐外侧膝眼下3寸，掐10次，继而揉之，揉50~100次。

▶ 热吐 ◀

【典型症状】食入即吐，面赤唇红，发热烦躁，小便色黄，口渴饮冷，吐次少而吐物多，并有热臭气。指纹紫，苔黄腻。

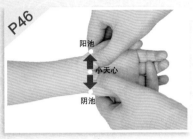

分推手阴阳

术者用两手拇指指腹，从孩子小天心向阴池、阳池分推，推100~150次。

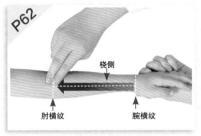

推三关

术者食、中二指并拢，自孩子前臂桡侧腕横纹推至肘横纹，推100~500次。

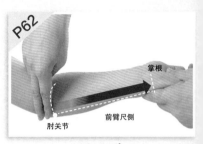

退六腑

术者食、中二指指腹沿孩子前臂尺侧，自肘关节推至掌根，推100~500次。

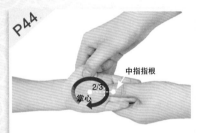

顺运内八卦

术者用左手拇指按定离卦，右手拇指自乾卦开始向坎卦运至兑卦结束。（见44页具体解释）

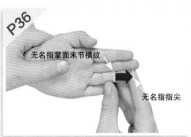

清肺经

术者右手拇指自孩子无名指掌面末节横纹起推至指尖，推100~500次。

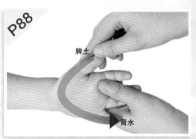

运土入水

术者右手拇指从孩子拇指端沿手掌边缘运向小指端，100~300次。

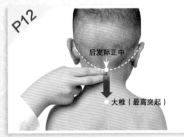

推天柱骨

术者食、中二指指腹从颈后发际正中至大椎自上向下直推，推100~500次。

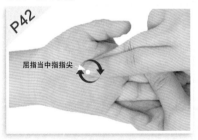

运内劳宫

术者中指指腹运孩子手掌中心，运100~300次。

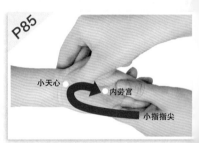

水底捞明月

术者右手拇指自孩子小指尖，推至小天心处，再转入内劳宫为1遍，推30~50遍。

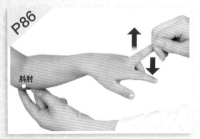

赤凤点头

术者左手托孩子肘肘，右手拿孩子中指上下摇之，摇20~30次。

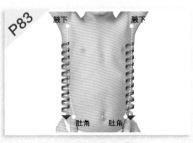

按弦走搓摩

取仰卧，孩子双手上举，术者双掌在孩子两腋下至肚角自上而下作搓摩50~100次。

▶ 寒吐 ◀

【典型症状】喜热恶寒，面白神疲，四肢清冷，舌淡苔白，指纹青，食入不化，吐次多而吐物少，无酸臭气。可伴腹部隐痛，大便稀溏。

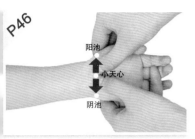

分推手阴阳

术者两手拇指指腹，从孩子小天心向阴池、阳池分推，推100~150次。

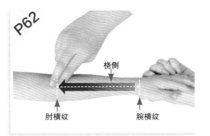

推三关

术者食、中二指并拢，自孩子前臂桡侧腕横纹推至肘横纹，推100~500次。

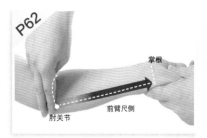

退六腑

术者食、中二指指腹沿孩子前臂尺侧，自肘关节推至掌根，推100次。

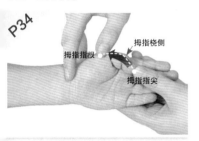

补脾经

使孩子拇指微屈，术者以右手拇指桡侧或指面自孩子拇指桡侧自指尖推至指根，推100~500次。

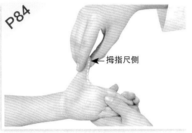

天门入虎口（1）

术者右手捏孩子拇指，左手夹住孩子四指，使孩子手掌向外。

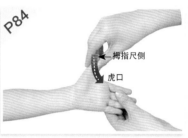

天门入虎口（2）

术者拇指内侧面，自孩子拇指尖尺侧沿赤白肉际推到虎口，推100~200次。

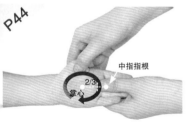

顺运内八卦

术者用左手拇指按定离卦，右手拇指自乾卦开始向坎卦运至兑卦结束。（见44页具体解释）

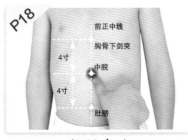

按揉中脘

术者右手拇指按揉孩子脐上4寸，按揉100~200次。

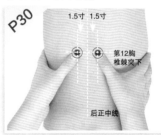

按揉胃俞

术者两手四指抚胁下，两手拇指指腹按揉胃俞，按揉50~100次。

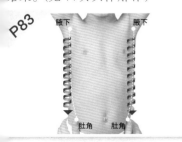

按弦走搓摩

取仰卧，孩子双手上举，术者双掌在孩子两腋下至肚角自上而下差摩50~100次。

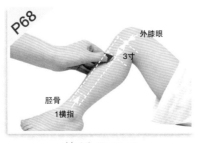

掐揉足三里

术者拇指指腹掐外侧膝眼下3寸，掐10次，继以揉之。

疳证(营养不良)

【典型症状】面黄肌瘦,毛发焦枯,肚大青筋,精神萎靡,饮食异常。

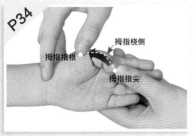

补脾经

使孩子拇指微屈,术者以右手拇指桡侧或指面自孩子拇指桡侧自指尖推至指根,推100~500次。

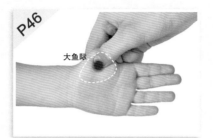

揉板门

术者拇指揉孩子大鱼际平面中点,揉100~300次。

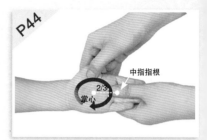

顺运内八卦

术者用左手拇指按定离卦,右手拇指自乾卦开始向坎卦运至兑卦结束。(见44页具体解释)

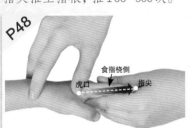

清大肠

术者右手拇指桡侧面,自孩子虎口直推至食指指尖,推100~500次。

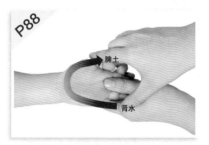

运水入土

术者拇指自孩子小指端沿手掌边缘运向拇指端,运100~300次。

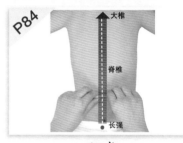

捏脊

术者用捏法自孩子长强而上至大椎,每捏3下将脊提1下,3~5遍。

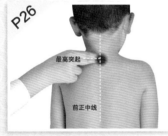

揉大椎

术者用中指指腹揉孩子第7颈椎棘突下凹陷中,揉30~50次。

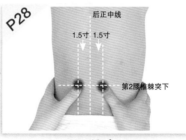

揉肾俞

术者两手四指抚孩子胁下,两手拇指指腹揉肾俞,揉50~100次。

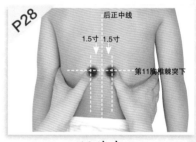

揉脾俞

术者两手四指抚孩子胁下,两手拇指指腹揉脾俞,揉50~100次。

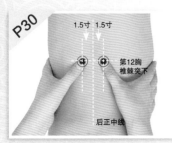

按揉胃俞

术者两手四指抚孩子胁下,两手拇指指腹按揉胃俞,按揉50~100次。

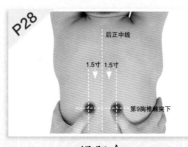

揉肝俞

术者两手四指抚孩子胁下,两手拇指指腹揉肝俞,揉50~100次。

➤ 夹惊吐 ◀

【典型症状】身热烦躁，心神不安，卧睡不宁，时吐清涎，指纹青。

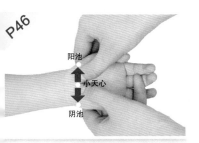

分推手阴阳
术者两手拇指指腹，从孩子小天心向阴池、阳池分推，推100~150次。

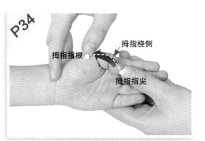

补脾经
使孩子拇指微屈，术者以右手拇指桡侧或指面自孩子拇指桡侧自指尖推至指根，推100~500次。

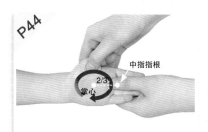

顺运内八卦
术者用左手拇指按定离卦，右手拇指自乾卦开始向坎卦运至兑卦结束。（见44页具体解释）

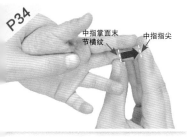

清心经
术者拇指自孩子中指掌面末节横纹起推至指尖，推100~500次。

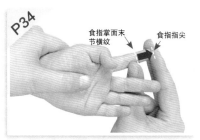

清肝经
术者右手拇指自孩子食指掌面末节横纹起推至指尖，推100~500次。

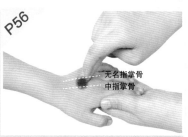

揉外劳宫
术者中指揉孩子手背中指与无名指掌骨中间，揉100~500次。

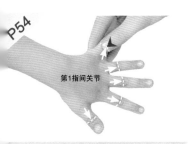

掐五指节
术者拇指指甲依次掐孩子手背五指第1指间关节，掐3~5次。

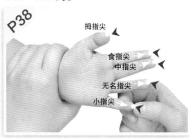

掐十宣
术者拇指指甲依次掐孩子两手十指尖，每穴掐3~5次。

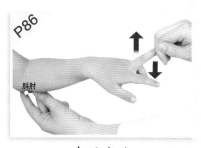

赤凤点头
术者左手托孩子肘肘，右手拿孩子中指上下摇之，摇20~30次。

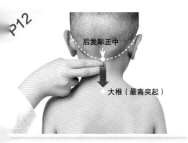

推天柱骨
术者食、中二指指腹从颈后发际正中至大椎自上向下直推，推100~500次。

揉涌泉
术者右手拇指指腹揉孩子足掌心前1/3处，揉30次。

伤食吐

【典型症状】口气臭秽，不思乳食，腹痛腹胀，大便酸臭，苔厚腻，指纹紫。

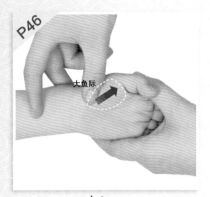

清板门

术者拇指从孩子掌根推至第 1 掌指关节，推 100~200 次。

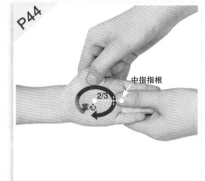

顺运内八卦

术者用左手拇指按定离卦，右手拇指自乾卦开始向坎卦运至兑卦结束。（见 44 页具体解释）

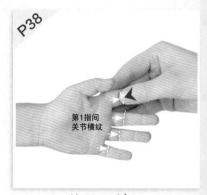

掐揉四横纹

术者拇指指甲依次掐孩子食、中、无名、小指第 1 指间关节横纹，继而揉之。掐 3~5 次，揉 100~500 次。

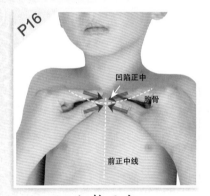

捏挤天突

术者两手拇指与食指指腹相对捏挤孩子天突，捏挤 10 次。

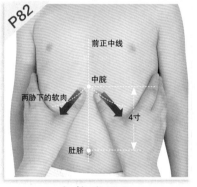

分推腹阴阳

术者两拇指自孩子中脘向两旁斜下分推之，推 50~100 次。

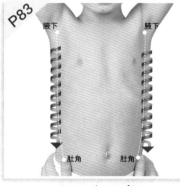

按弦走搓摩

取仰卧，孩子双手上举，术者双掌在孩子两腋下至肚角自上而下搓摩 50~100 次。

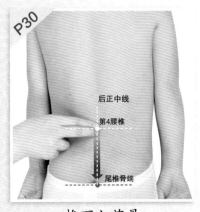

推下七节骨

术者食、中二指指腹自上而下直推孩子七节骨，推 100~200 次。

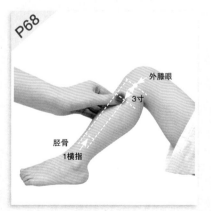

揉足三里

术者拇指指腹揉外侧膝眼下 3 寸，揉 50~100 次。

鹅口疮

【典型症状】 口腔内两颊或嘴唇黏膜上、舌上满布白屑，面赤唇红，烦躁不宁，舌红，脉滑数，指纹紫滞。

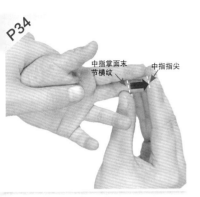

清心经

术者右手拇指自孩子中指掌面末节横纹起推至指尖，推100~500次。

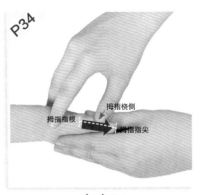

清脾经

术者以右手拇指桡侧或指面自孩子拇指桡侧自指根推至指尖，推100~500次。

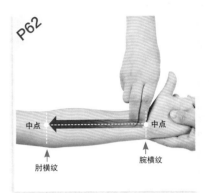

清天河水

术者食、中二指指腹沿孩子前臂正中线，从腕横纹起推至肘横纹，推100~500次。

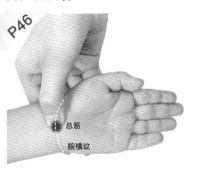

揉总筋

术者拇指揉孩子手腕掌后横纹中点，揉100~300次。

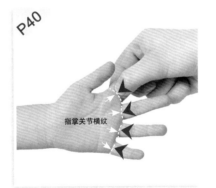

掐揉小横纹

术者拇指指甲依次掐孩子食、中、无名、小指掌指关节横纹，继以揉之。掐3~5次，揉100~500次。

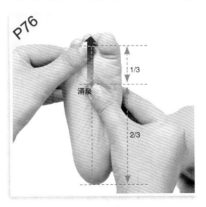

掐揉四横纹

术者拇指指甲依次掐孩子食、中、无名、小指第1指间关节横纹，继而揉之。掐3~5次，揉100~500次。

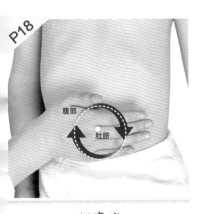

顺摩腹

术者用掌顺时针摩孩子腹部，摩300~500次。

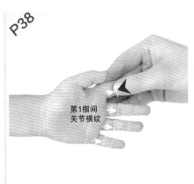

推涌泉

术者两拇指指腹轮流自孩子足掌心前1/3处推向足尖，推100~400次。

◀ 便秘 ▶

【典型症状】大便干结或羊屎状，排便费劲。面赤唇红，腹部胀痛，舌红，苔黄，脉弦滑，指纹紫滞。

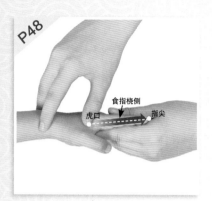

清大肠

术者右手拇指桡侧面，自孩子虎口直推至食指指尖，推100~500次。

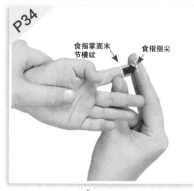

清肝经

术者右手拇指自孩子食指掌面末节横纹起推至指尖，推100~500次。

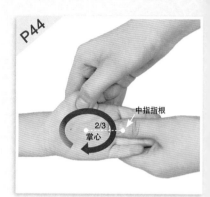

顺运内八卦

术者用左手拇指按定离卦，右手拇指自乾卦开始向坎卦运至兑卦结束。（见44页具体解释）

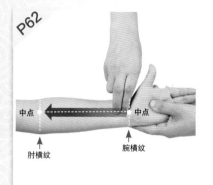

清天河水

术者食、中二指指腹沿孩子前臂正中线，从腕横纹起推至肘横纹，推100~500次。

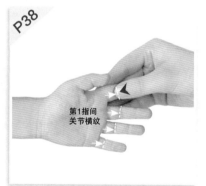

掐揉四横纹

术者拇指指甲依次掐孩子食、中、无名、小指第1指间关节横纹，继而揉之。掐3~5次，揉100~500次。

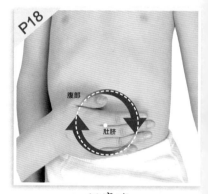

顺摩腹

术者用掌顺时针摩孩子腹部，摩300~500次。

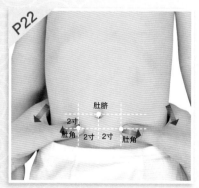

拿肚角

术者拇、食、中指三指向深处拿之，一拿一松为1次，拿3~5次。

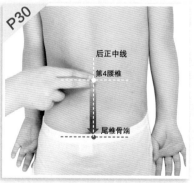

推下七节骨

术者食、中二指指腹自上而下直推孩子七节骨，推100~200次。

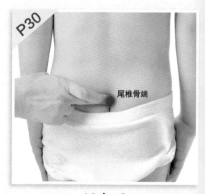

揉龟尾

术者中指指腹揉孩子尾椎骨端，揉100~300次。

泄泻

【典型症状】寒湿泄泻以大便清稀、完谷不化为特征；湿热泄泻以泻势急迫，粪色黄而臭为特征。湿热泄泻处方为清板门、顺运内八卦、清大肠、清小肠、掐揉四横纹、清肝经、摩腹、揉肺俞和推下七节骨。下文以寒湿泄泻处方举例。

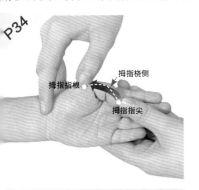

补脾经
使孩子拇指微屈，术者以右手拇指桡侧或指面自孩子拇指桡侧自指尖推至指根，推100~500次。

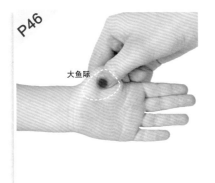

揉板门
术者拇指揉孩子大鱼际平面中点，揉100~300次。

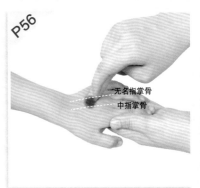

揉外劳宫
术者中指指端揉孩子手背中指与无名指掌骨中间，揉100~500次。

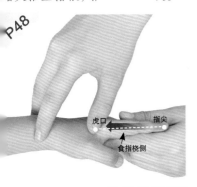

补大肠
术者右手拇指桡侧面，自孩子食指指尖直推至虎口，推100~500次。

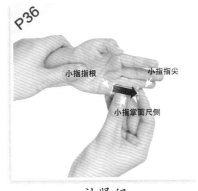

补肾经
术者右手拇指自孩子小指掌面偏尺侧指根推至指尖，推100~500次。

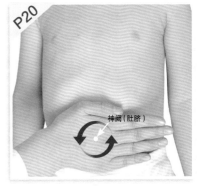

逆摩神阙
术者右手掌心逆时针摩孩子肚脐，摩100~200次。

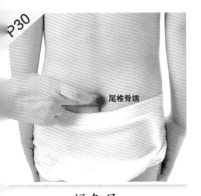

揉龟尾
术者中指指腹揉孩子尾椎骨端，揉100~300次。

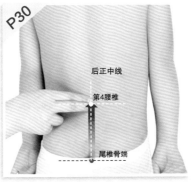

推上七节骨
术者食、中二指指腹自下而上直推孩子七节骨，推100~200次。

遗尿

【典型症状】睡中小便自遗,醒后方觉,面色无华,少气乏力,形寒肢冷,纳呆便溏,精神萎靡,舌淡,苔薄白。

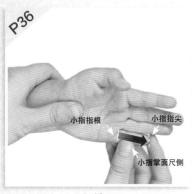

补肾经

术者右手拇指自孩子小指掌面偏尺侧推至指尖,推100~500次。

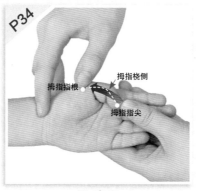

补脾经

使孩子拇指微屈,术者以右手拇指桡侧或指面自孩子拇指桡侧自指尖推至指根,推100~500次。

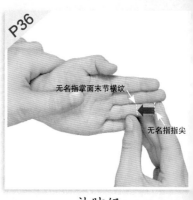

补肺经

术者右手拇指自孩子无名指指尖推至掌面末节横纹,推100~500次。

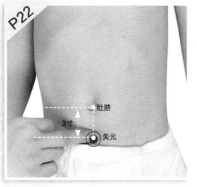

按揉关元

术者中指指腹按揉孩子脐下3寸,按揉100~300次。

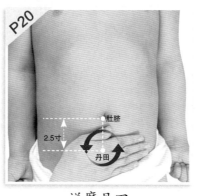

逆摩丹田

术者掌心逆时针摩孩子小腹,摩500次。

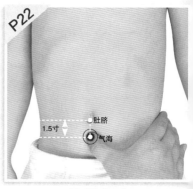

按揉气海

术者拇指按揉孩子脐下1.5寸,按揉100~300次。

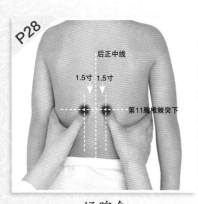

揉脾俞

术者两手四指抚孩子胁下,两手拇指指腹揉脾俞,50~100次。

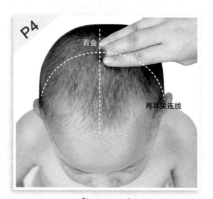

摩揉百会

术者食、中、无名指指腹摩揉孩子两耳尖直上,头顶中央旋毛处,摩揉100~200次。

◥ 痢疾 ◤

【典型症状】发热,腹痛,里急后重,大便脓血,肛门灼热,小便短赤,舌红,唇干,苔黄腻,脉滑数,指纹紫红。

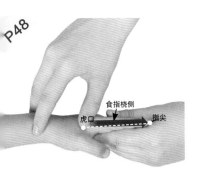

清大肠

术者右手拇指桡侧面,自孩子虎口直推至食指指尖,推100~500次。

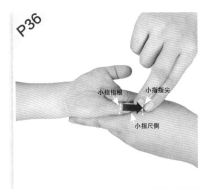

清小肠

术者用食、中二指自孩子小指尺侧指根直推至指尖,推100~500次。

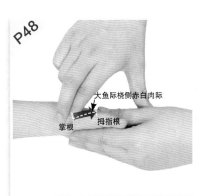

清胃经

术者食指自孩子大鱼际桡侧掌根推至拇指根,推100~500次。

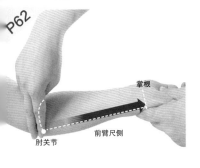

退六腑

术者食、中二指指腹沿孩子前臂尺侧,自肘关节推至掌根,推100~500次。

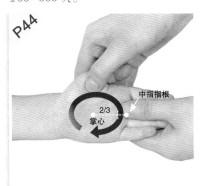

顺运内八卦

术者用左手拇指按定离卦,右手拇指自乾卦开始向坎卦运至兑卦结束。(见44页具体解释)

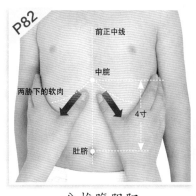

分推腹阴阳

术者两拇指自孩子中脘向两旁斜下分推之,推50~100次。

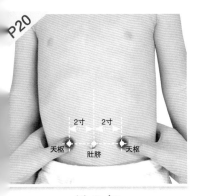

揉天枢

术者拇指揉孩子脐旁左右2寸,柔100~200次。

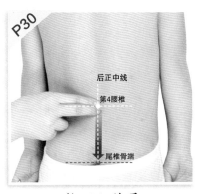

推下七节骨

术者食、中二指指腹自上而下直推孩子七节骨,推100~200次。

急惊风

【典型症状】壮热烦急，神志昏迷，手足抽搐，角弓反张，气喘痰喘，目上直视，口噤不开。

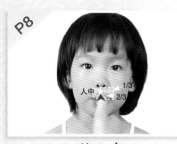

掐人中

术者用拇指指甲掐孩子人中，掐3~5次。

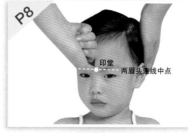

掐印堂

术者左手扶孩子头部，右手拇指指甲掐两眉中点，掐3~5次。

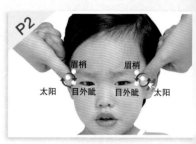

运太阳

术者两手托扶孩子头部，两拇指运孩子两眉后凹陷处，运20~30次。

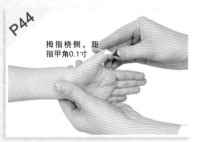

掐揉少商

术者拇指指甲掐孩子拇指末节桡侧，距指甲角侧0.1寸处，继而揉之。掐3~5次，揉30~50次。

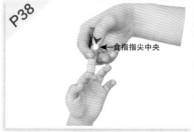

掐中冲

术者右手拇指指甲掐孩子中指末节尖端中央，掐3~5次。

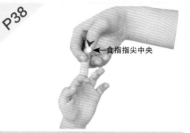

掐揉威灵

术者拇指指甲掐揉孩子手背第2、第3掌骨交缝处，继以揉之。掐5~10次，揉30~50次。

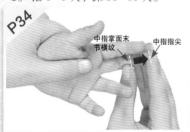

清心经

术者右手拇指自孩子中指掌面末节横纹起推至指尖，推100~500次。

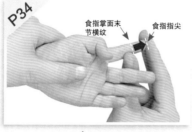

清肝经

术者右手拇指自孩子食指掌面末节横纹起推至指尖，推100~500次。

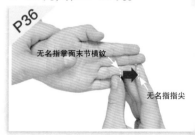

清肺经

术者右手拇指自孩子无名指掌面末节横纹起推至指尖，推100~500次。

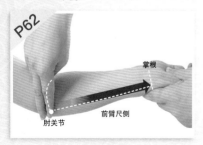

退六腑

术者以食、中二指指腹沿孩子前臂尺侧，自肘关节推至掌根，推100~500次。

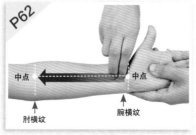

清天河水

术者食、中二指指腹沿孩子前臂正中线，从腕横纹起推至肘横纹，推100~500次。

慢惊风

【典型症状】神昏气短，手足抽搐时作时止，面色淡黄，睡卧露睛，小便清长，大便溏泄，或完谷不化。

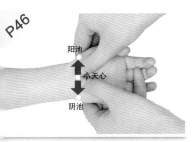

分推手阴阳

术者用两手拇指指腹，从孩子小天心向阴池、阳池分推，推100~150次。

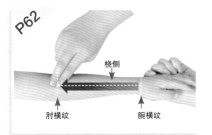

推三关

术者食、中二指并拢，自孩子前臂桡侧腕横纹推至肘横纹处，推100~500次。

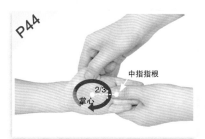

顺运内八卦

术者用左手拇指按定离卦，右手拇指自乾卦开始向坎卦运至兑卦结束。（见44页具体解释）

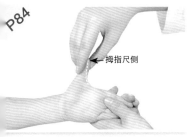

天门入虎口（1）

术者右手捏孩子拇指，左手夹住孩子四指，使孩子手掌向外。

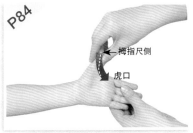

天门入虎口（2）

术者拇指内侧面，自孩子拇指尖尺侧沿赤白肉际推到虎口，100~200次。

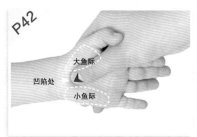

掐揉小天心

术者拇指指甲掐揉孩子大小鱼际交接凹陷处，继而揉之。掐3~5次，揉300次。

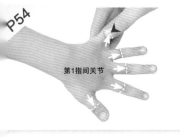

掐五指节

术者拇指指甲依次掐孩子手背五指第1指间关节，掐3~5次。

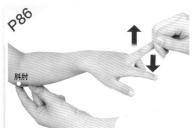

赤凤点头

术者左手托孩子肘肘，右手拿孩子中指上下摇之，摇20~30次。

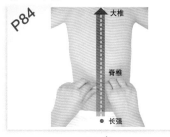

捏脊

术者捏法自孩子长强而上至大椎，每捏3下将脊提1下，3~5遍。

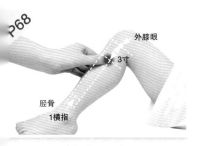

揉足三里

术者拇指指腹揉外侧膝眼下3寸，揉50~100次。

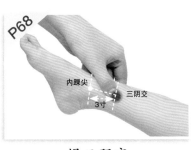

揉三阴交

术者拇指揉孩子内踝尖直上3寸处，揉20~30次。

▶ 脱肛 ◀

【典型症状】直肠壁部分或全层脱出肛门外。红肿刺痛作痒者,属实热;精神萎靡、体弱无力,不甚肿痛者,属气虚。下文处方只针对气虚脱肛。

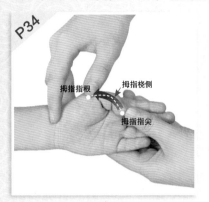

补脾经

使孩子拇指微屈,术者以右手拇指桡侧或指面自孩子拇指桡侧自指尖推至指根,推100~500次。

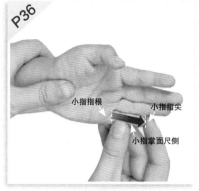

补肾经

术者右手拇指自孩子小指掌面偏尺侧指根推至指尖,推100~500次。

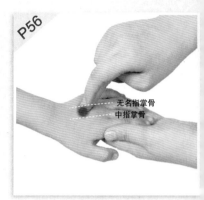

揉外劳宫

术者中指指端揉孩子手背中指与无名指掌骨中间,揉100~500次。

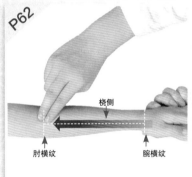

推三关

术者食、中二指并拢,自孩子前臂桡侧腕横纹推至肘横纹处,推100~500次。

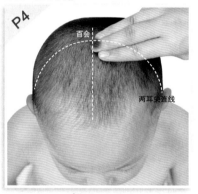

摩揉百会

术者食、中、无名指指腹摩揉孩子两耳尖直上,头顶中央旋毛处,摩揉100~200次。

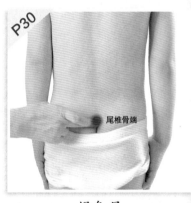

揉龟尾

术者中指指腹揉孩子尾椎骨端,揉100~300次。

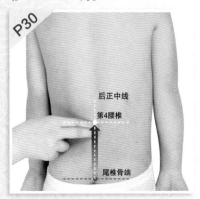

推上七节骨

术者食、中二指指腹自下而上直推七节骨,推100~200次。

滞颐（流口水）

【典型症状】时常有清稀口水自口角流出，体格瘦小，肌肉不丰，活动较少，面色少华，唇色淡，腹胀，大便溏稀，小便清长。睡时露睛，舌淡，苔薄白，脉缓，指纹淡。

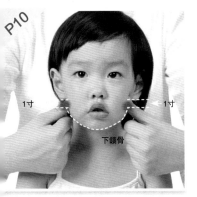

揉牙关
术者拇指揉孩子下颌骨凹陷处，揉约30次。

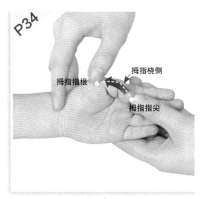

补脾经
使孩子拇指微屈，术者以右手拇指桡侧或指面自孩子拇指桡侧自指尖推至指根，推100~500次。

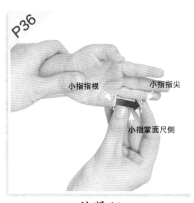

补肾经
术者右手拇指自孩子小指掌面偏尺侧指根推至指尖，推100~500次。

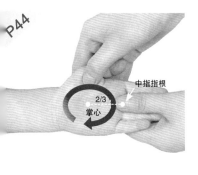

顺运内八卦
术者用左手拇指按定离卦，右手母指自乾卦开始向坎卦运至兑卦吉束。（见44页具体解释）

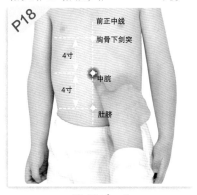

按揉中脘
术者右手拇指按揉孩子脐上4寸，按揉100~200次。

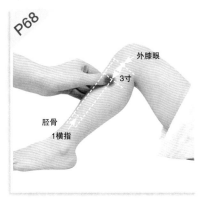

揉脾俞
术者两手四指抚孩子胁下，两手拇指指腹揉脾俞，揉50~100次。

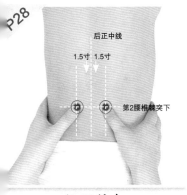

按揉肾俞
术者两手四指抚孩子胁下，两手拇指指腹按揉肾俞，按揉50~100次。

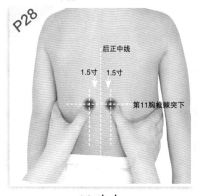

揉足三里
术者拇指指腹揉外侧膝眼下3寸，揉50~100次。

舔舌

【典型症状】小儿时常用舌舔唇，以致口唇周围色红，或有脱屑、作痒。

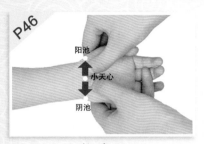

分推手阴阳

术者两手拇指指腹，从孩子小天心向阴池、阳池分推，推100~150次。

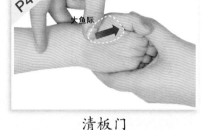

清板门

术者拇指从孩子掌根推至第1掌指关节，推100~200次。

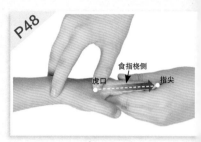

清大肠

术者右手拇指桡侧面，自孩子虎口直推至食指指尖，推100~500次。

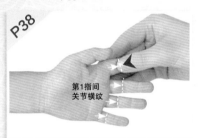

掐揉四横纹

术者拇指指甲依次掐孩子食、中、无名、小指第1指间关节横纹，继而揉之。掐3~5次，揉100~500次。

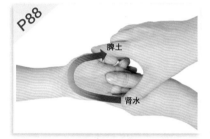

运水入土

术者右手拇指自小指端沿手掌边缘运向拇指端，运100~300次。

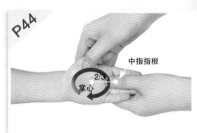

顺运内八卦

术者用左手拇指按定离卦，右手拇指自乾卦开始向坎卦运至兑卦结束。（见44页具体解释）

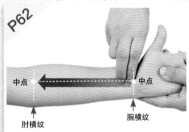

清天河水

术者食、中二指指腹沿孩子前臂正中线，从腕横纹起推至肘横纹，推100~500次。

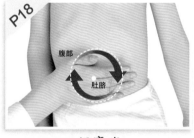

顺摩腹

术者用掌顺时针摩孩子腹部，摩300~500次。

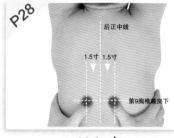

揉肝俞

术者两手四指抚孩子胁下，两手拇指指腹揉肝俞，揉50~100次。

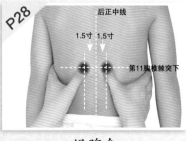

揉脾俞

术者两手四指抚孩子胁下，两手拇指指腹揉脾俞，揉50~100次。

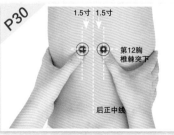

按揉胃俞

术者两手四指抚孩子胁下，两手拇指指腹按揉胃俞，按揉50~100次。

◀ 吐舌 ▶

【典型症状】孩子经常舌吐唇外，缓缓收回。

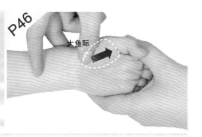

清板门

术者拇指从孩子掌根推至第1掌指关节，推100~200次。

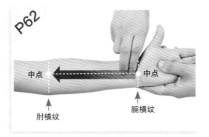

清天河水

术者食、中二指指腹沿孩子前臂正中线，从腕横纹起推至肘横纹，推100~500次。

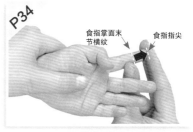

清肝经

术者右手拇指自孩子食指掌面末节横纹起推至指尖，推100~500次。

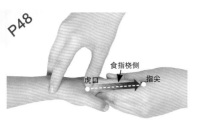

清大肠

术者右手拇指桡侧面，自孩子虎口直推至食指指尖，推100~500次。

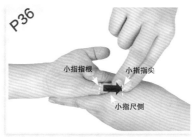

清小肠

术者用食、中二指自孩子小指指根直推至指尖，推100~500次。

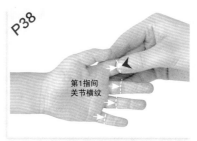

掐揉四横纹

术者拇指指甲依次掐孩子食、中、无名、小指第1指间关节横纹，继而揉之。掐3~5次，揉100~500次。

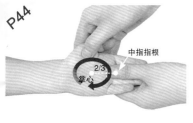

顺运内八卦

术者用左手拇指按定离卦，右手拇指自乾卦开始向坎卦运至兑卦结束。（见44页具体解释）

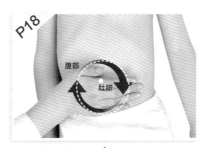

顺摩腹

术者用掌顺时针摩孩子腹部，摩300~500次。

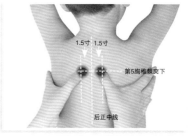

揉心俞

心俞，当第5胸椎棘突下，旁开1.5寸处。两手四指抚胁下，两手拇指指腹揉心俞，揉50~100次。

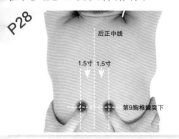

揉肝俞

两手四指抚胁下，两手拇指指腹揉肝俞，揉50~100次。

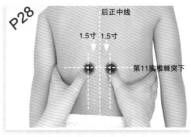

揉脾俞

术者两手四指抚孩子胁下，两手拇指指腹揉脾俞，揉50~100次。

盗汗

【典型症状】孩子入睡后汗出异常,但醒来后,汗出即止,饮食减少、消瘦。

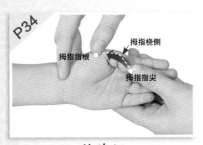

补脾经
使孩子拇指微屈,术者以右手拇指桡侧或指面自孩子拇指桡侧自指尖推至指根,推100~500次。

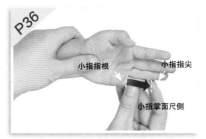

补肾经
术者右手拇指自孩子小指掌面偏尺侧指根推至指尖,推100~500次。

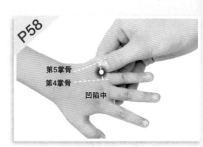

揉二人上马
术者拇指揉孩子手背第4、第5掌骨小头后凹陷处,揉100~500次。

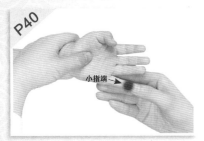

揉肾顶
术者拇指揉孩子小指掌面末端,揉100~500次。

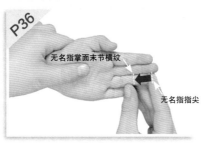

补肺经
术者右手拇指自孩子无名指指尖推至掌面末节横纹,推100~500次。

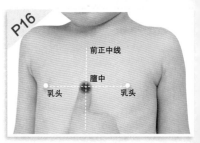

揉膻中
术者以中指指腹揉孩子两乳头连线中点凹陷,揉100~200次。

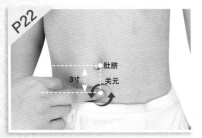

逆摩关元
术者中指指腹逆时针摩孩子脐下3寸,摩100~300次。

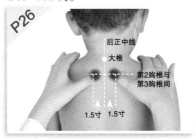

揉风门
术者两手四指扶孩子肩,两手拇指指腹揉风门,揉20~30次。

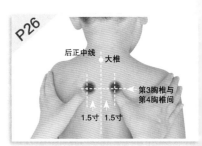

揉肺俞
术者两手四指抚孩子肩臂处,两手拇指指腹揉肺俞,揉50~100次。

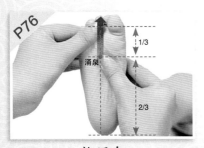

推涌泉
术者两拇指指腹轮流自孩子足掌心1/3处推向足尖,推100~400次。

自汗

【典型症状】不受外界环境因素影响，白天不活动无故出汗，动则汗出更多。

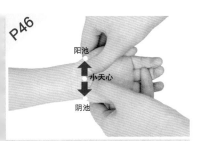

分推手阴阳

术者两手拇指指腹，从孩子小天心向阴池、阳池分推，推100~150次。

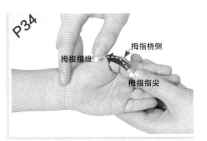

补脾经

使孩子拇指微屈，术者以右手拇指桡侧或指面自孩子拇指桡侧自指尖推至指根，推100~500次。

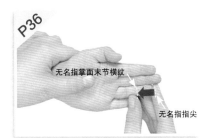

补肺经

术者右手拇指自孩子无名指指尖推至掌面末节横纹，推100~500次。

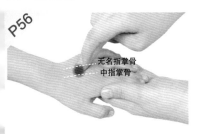

揉外劳宫

术者中指端揉孩子手背的中指与无名指掌骨中间，揉100~500次。

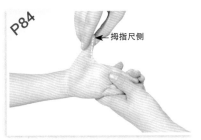

天门入虎口（1）

术者右手捏孩子拇指，左手夹住孩子四指，使孩子手掌向外。

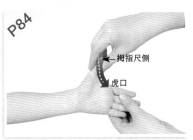

天门入虎口（2）

术者拇指内侧面，自孩子拇指尖尺侧沿赤白肉际推到虎口，100~200次。

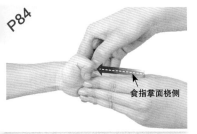

推指三关

术者拇指侧面自孩子食指掌面稍偏桡侧，从指尖推至虎口，推100~200次。

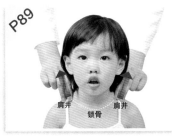

拿肩井

术者拇指与食、中二指对称用力提拿肩井，拿3~5次。

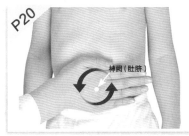

逆摩神阙

术者右手掌心逆时针摩孩子肚脐，摩100~200次。

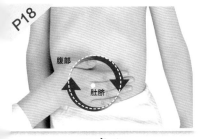

顺摩腹

术者用掌顺时针摩孩子腹部，摩300~500次。

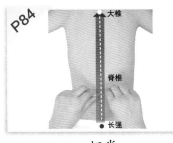

捏脊

术者用捏法自孩子长强而上至大椎，每捏3下将脊提1下，3~5遍。

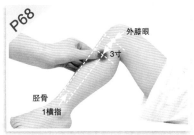

揉足三里

术者拇指指腹揉外侧膝眼下3寸，揉50~100次。

夜啼

【典型症状】夜间啼哭，间歇发作或持续不已；每夜定时啼哭，白天如常。

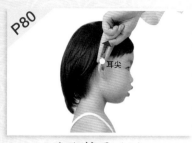

猿猴摘果（1）

术者食、中二指夹住孩子耳尖向上提10~20次。

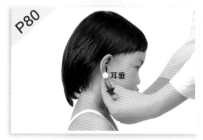

猿猴摘果（2）

术者拇、食二指捏两耳垂向下扯，10~20次。

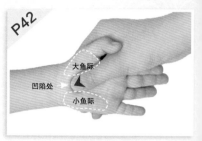

掐揉小天心

术者拇指指甲掐孩子大小鱼际交接凹陷处，继而揉之。掐3~5次，揉300次。

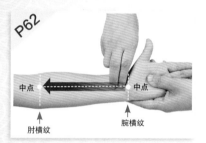

清天河水

术者食、中二指指腹沿孩子前臂正中线，从腕横纹起推至肘横纹，推100~500次。

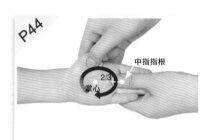

顺运内八卦

术者用左手拇指按定离卦，右手拇指自乾卦开始向坎卦运至兑卦结束。（见44页具体解释）

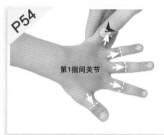

掐揉五指节

术者用拇指指甲依次掐孩子手背五指第1指间关节，掐3~5次。

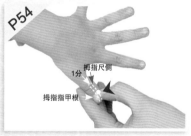

掐揉皮罢

术者用拇指指甲重掐孩子拇指指甲尺侧旁约1分许，掐3~5次，继而揉之，揉50~100次。

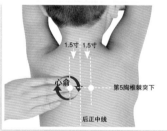

顺摩心俞

心俞，当第5胸椎棘突下，旁开1.5寸处。术者食、中、无名指三指指腹摩孩子两侧心俞，摩50~100次。

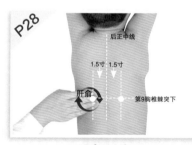

顺摩肝俞

术者食、中、无名指三指指腹顺时针摩孩子两侧肝俞，摩50~100次。

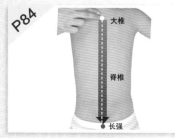

推脊

术者食、中二指指腹从孩子大椎至长强自上而下做直推，推100~300次。

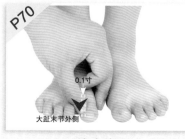

掐大敦

术者拇指指甲掐孩子足大趾末节外侧，距趾甲角0.1寸处，掐5~10次。

▶ 过敏性鼻炎 ◀

【典型症状】阵发性喷嚏，清水样鼻涕，鼻塞和鼻痒，孩子多是过敏体质，接触过敏原后加重，部分伴有嗅觉减退。

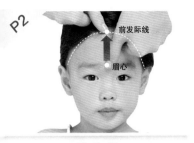

开天门
术者两拇指自孩子眉心向额上交替直推至发际，推30~50次。

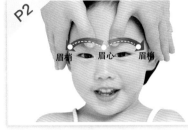

推坎宫
术者两拇指自孩子眉心分推至眉梢，推30~50次。

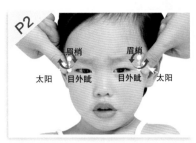

运太阳
术者两手托扶孩子头部，两拇指运孩子两眉后凹陷处，运20~30次。

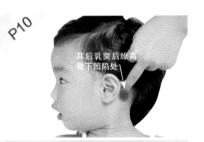

揉耳后高骨
术者中指揉孩子耳后乳突后缘高骨下凹陷处，揉20~30次。

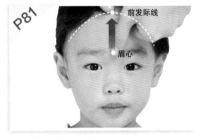

推摩咽周淋巴环（1）
术者两拇指自眉心向额上交替直推至发际，30~50次。

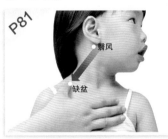

推摩咽周淋巴环（2）~（7）
术者右手拇指从孩子翳风推至缺盆。（其他步骤详见第81页）

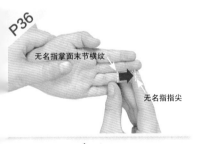

清肺经
术者右手拇指自孩子无名指掌面末节横纹起推至指尖，推100~500次。

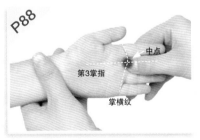

揉鼻咽点
术者拇指指腹轻揉孩子第3掌指关节横纹中点，揉100~200次。

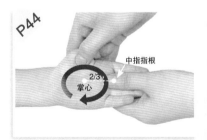

顺运内八卦
术者用左手拇指按定离卦，右手拇指自乾卦开始向坎卦运至兑卦结束。（见44页具体解释）

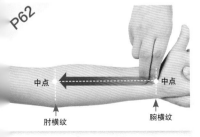

清天河水
术者食、中二指指腹沿孩子前臂正中线，从腕横纹起推至肘横纹，推100~500次。

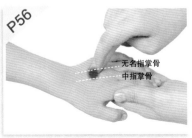

揉外劳宫
术者中指端揉孩子手背的中指与无名指掌骨中间，揉100~500次。

鼻衄（鼻出血）

【典型症状】以鼻中出血为主要症状，单侧多发，双侧同时发生少见，多因血热气上所致。

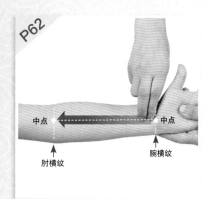

清天河水

术者食、中二指指腹沿孩子前臂正中线，从腕横纹起推至肘横纹，推100~500次。

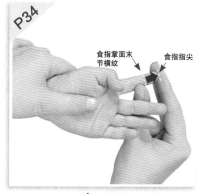

清肝经

术者右手拇指自孩子食指掌面末节横纹起向指尖推，推100~500次。

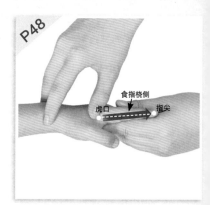

清大肠

术者右手拇指桡侧面，自孩子虎口直推至食指指尖，推100~500次。

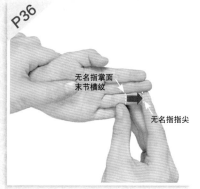

清肺经

术者右手拇指自孩子无名指掌面末节指纹起推至指尖，推100~500次。

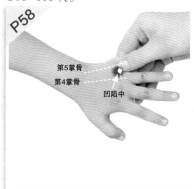

揉二人上马

术者拇指揉孩子手背第4、第5掌骨小头后陷处，揉100~500次。

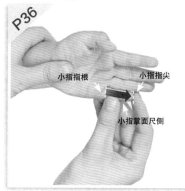

补肾经

术者右手拇指自孩子小指掌面偏指根尺侧推至指尖，推100~500次。

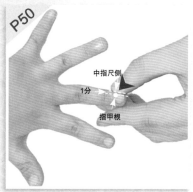

掐揉右端正

术者用拇指指甲掐中指指甲根尺侧赤白肉，继而揉之。掐3~5次，揉50~100次。

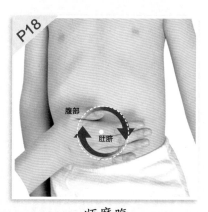

顺摩腹

术者用掌顺时针摩孩子腹部，摩300~500次。

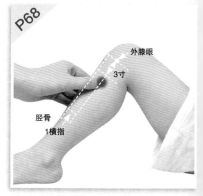

揉足三里

术者用拇指指腹揉外侧膝眼下3寸，揉50~100次。

结膜炎

【典型症状】急性发作，眼睛红肿、流泪，怕见光亮，白眼球上有血丝。或伴有发热，鼻塞，头痛等症状。

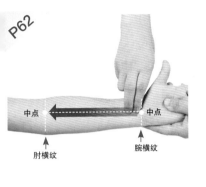

清天河水

术者食、中二指指腹沿孩子前臂正中线，从腕横纹起推至肘横纹，推100~500次。

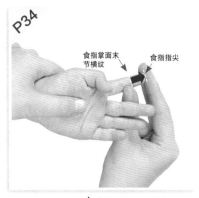

清肝经

术者拇指自孩子食指掌面末节横纹起向指尖推，推100~500次。

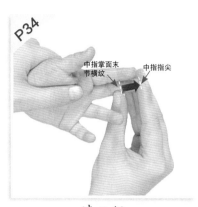

清心经

术者右手拇指自孩子中指掌面末节横纹起推至指尖，推100~500次。

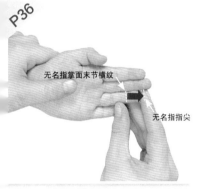

清肺经

术者右手拇指自孩子无名指掌面末节横纹起推至指尖，推100~500次。

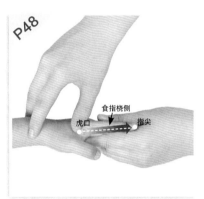

清大肠

术者右手拇指桡侧面，自孩子虎口直推至食指指尖，推100~500次。

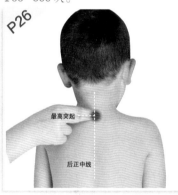

揉大椎

术者中指指腹揉孩子第7颈椎棘突下凹陷中，揉30~50次。

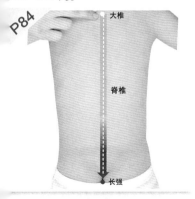

推脊

术者食、中二指指腹从孩子大椎至长强自上而下做直推，推100~300次。

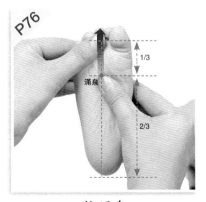

推涌泉

术者两拇指指腹轮流自孩子足掌心前1/3处推向足尖，推100~400次。

▶ 痱子 ◀

【典型症状】夏季高温闷热环境下，出现丘疹、水疱或脓疱，多发于皱襞部位。

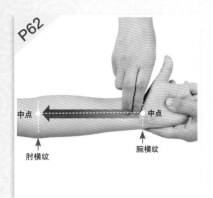

清天河水

术者食、中二指指腹沿孩子前臂正中线，从腕横纹起推至肘横纹，推100~500次。

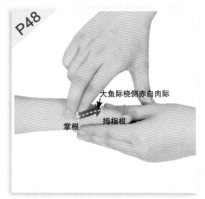

清胃经

术者食指自孩子大鱼际桡侧掌根推至拇指根，推100~500次。

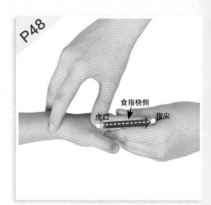

清大肠

术者右手拇指桡侧面，自孩子虎口直推至食指指尖，推100~500次。

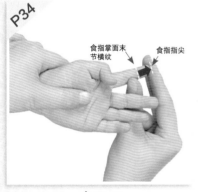

清肝经

术者右手拇指自孩子食指掌面末节横纹起推至指尖，推100~500次。

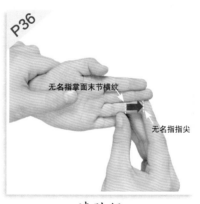

清肺经

术者右手拇指自孩子无名指掌面末节横纹起推至指尖，推100~500次。

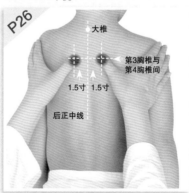

掐揉曲池

术者拇指指甲于孩子肘弯横纹头凹陷中掐之，掐3~5次，继以揉之，揉100~500次。

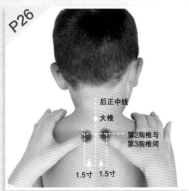

揉风门

术者两手四指扶孩子肩，两手拇指指腹揉风门，揉20~30次。

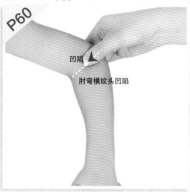

揉肺俞

术者两手四指抚孩子肩臂处，两手拇指指腹揉肺俞，揉50~100次。

湿疹

典型症状】皮肤上出现湿疹样皮疹，伴有剧烈瘙痒，并反复发作。

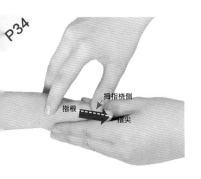

清脾经

术者以右手拇指桡侧或指面自孩子拇指桡侧自指根推至指尖，推100~500次。

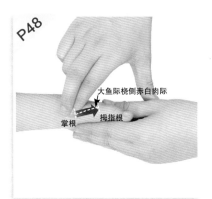

清胃经

术者食指自孩子大鱼际桡侧掌根推至拇指根，推100~500次。

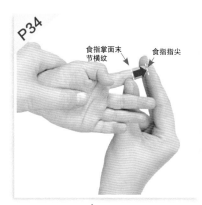

清肝经

术者右手拇指自孩子食指掌面末节横纹起推至指尖，推100~500次。

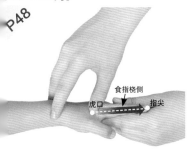

清大肠

术者右手拇指桡侧面，自孩子虎口直推至食指指尖，推100~500次。

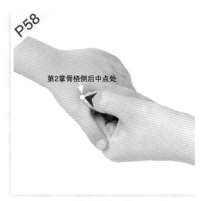

掐揉合谷

术者拇指指甲重掐孩子虎口凹陷，继以揉之，掐3~5次，揉100~150次。

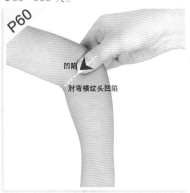

掐揉曲池

术者拇指指甲于孩子肘弯横纹头凹陷中掐之，继以揉之。掐3~5次，揉100~500次。

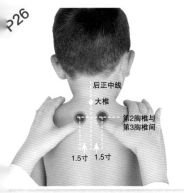

揉风门

术者两手四指扶孩子肩，两手拇指指腹揉风门，揉20~30次。

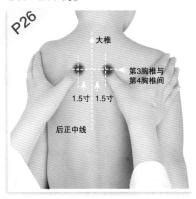

揉肺俞

术者两手四指抚孩子肩臂处，两手拇指指腹揉肺俞，揉50~100次。

脐疝

【典型症状】孩子哭闹、剧烈运动、大便干结时，在脐周有一突起块状肿物，平躺或按压时消失。

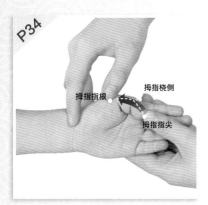

补脾经

使孩子拇指微屈，术者以右手拇指桡侧或指面自孩子拇指桡侧自指尖推至指根，推100~500次。

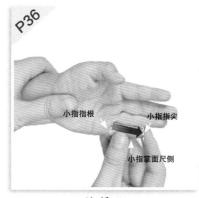

补肾经

术者右手拇指自孩子小指掌面偏尺侧指根推至指尖，推100~500次。

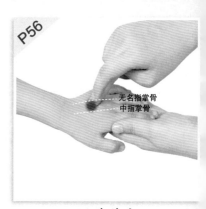

揉外劳宫

术者中指指端揉孩子手背中指与无名指掌骨中间，揉100~500次。

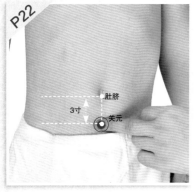

按揉关元

术者中指指腹按揉孩子脐下3寸，按揉100~300次。

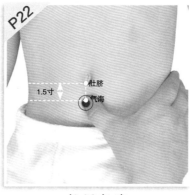

按揉气海

术者拇指按揉孩子脐下1.5寸，按揉100~300次。

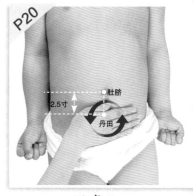

逆摩丹田

术者掌心逆时针摩孩子小腹，摩300~500次。

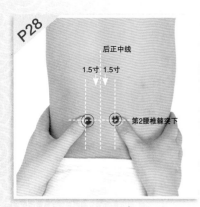

按揉肾俞

术者两手四指抚孩子胁下，两手拇指指腹按揉肾俞，按揉50~100次。

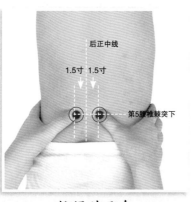

按揉关元俞

关元俞，在腰部，当第5腰椎棘突下，旁开1.5寸处。术者两手四指抚孩子胁下，两手拇指指腹按揉孩子关元俞，按揉50~100次。

◢ 贫血 ◣

【典型症状】软弱无力、疲乏困倦，皮肤、黏膜、指甲、口唇等颜色苍白，食欲减退，腹部胀气，恶心，便秘等。

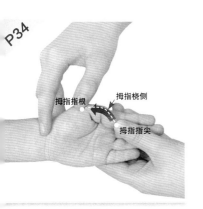

P34

补脾经

使孩子拇指微屈，术者以右手拇指桡侧或指面自孩子拇指桡侧自指尖推至指根，推100~500次。

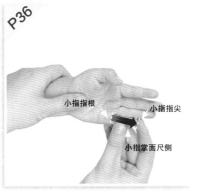

P36

补肾经

术者右手拇指自孩子小指掌面偏尺侧指根推至指尖，推100~500次。

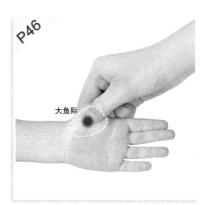

P46

揉板门

术者拇指揉孩子大鱼际平面中点，揉100~300次。

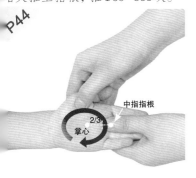

P44

顺运内八卦

术者用左手拇指按定离卦，右手拇指自乾卦开始向坎卦运至兑卦结束。（见44页具体解释）

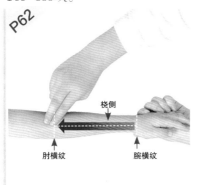

P62

推三关

术者食、中二指并拢，自孩子前臂桡侧腕横纹推至肘横纹，推100~500次。

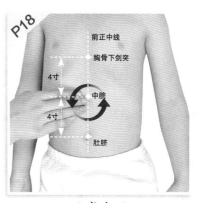

P18

逆摩中脘

术者右手四指或掌心逆摩孩子脐上4寸，摩300~500次。

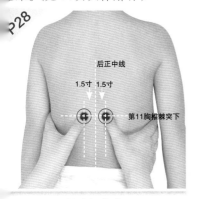

P28

按揉脾俞

术者两手四指抚孩子胁下，两手拇指指腹按揉脾俞，按揉50~100次。

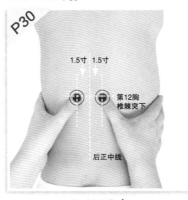

P30

按揉胃俞

术者两手四指抚孩子胁下，两手拇指指腹按揉胃俞，按揉50~100次。

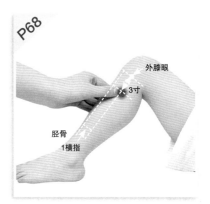

P68

揉足三里

术者拇指指腹揉外侧膝眼下3寸，揉50~100次。

暑热症

【典型症状】体温与气候有密切关系,天气愈热,体温愈高,天气转凉体温亦随之下降。长期发热,口渴多饮,多尿,汗闭。体温可高达38~40℃。

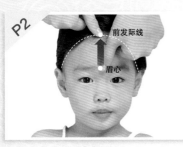

开天门

术者两拇指自孩子眉心向额上交替直推至发际,推30~50次。

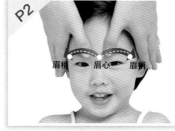

推坎宫

术者两拇指自孩子眉心分推至眉梢,推30~50次。

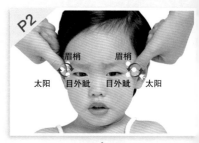

运太阳

术者两手托扶孩子头部,两拇指运孩子两眉后凹陷处,运20~30次。

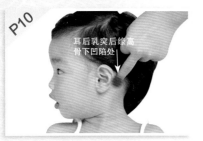

揉耳后高骨

术者中指揉孩子耳后乳突后缘高骨下凹陷处,揉20~30次。

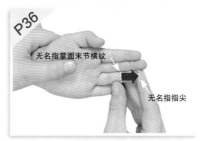

清肺经

术者右手拇指自孩子无名指掌面末节横纹起推至指尖,推100~500次。

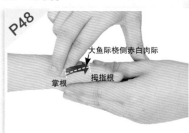

清胃经

术者食指自孩子大鱼际桡侧掌根推至拇指根,推100~500次。

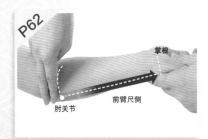

退六腑

术者食、中二指指腹沿孩子前臂尺侧,自肘关节推至掌根,推100~500次。

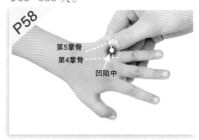

揉二人上马

术者拇指揉孩子手背第4、第5掌骨小头后凹陷处,揉100~500次。

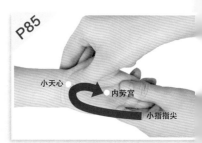

水底捞明月

术者右手拇指自孩子小指尖,推至小天心处,再转入内劳宫为1遍,推30~50遍。

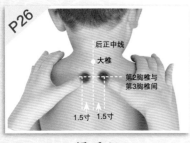

揉风门

术者两手四指扶孩子肩,两手拇指指腹揉风门,揉20~30次。

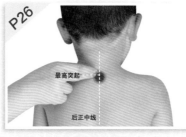

揉大椎

术者用中指指腹揉孩子第7颈椎棘突下凹陷中,揉30~50次。

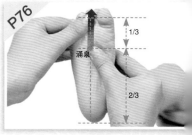

推涌泉

术者两拇指指腹轮流自孩子足掌心前1/3处推向足尖,推100~400次。

佝偻病

【典型症状】多汗无力,易惊多惕,夜眠不安,肌肉松弛,头颅骨软,囟开而大,发稀而黄,大便多稀;舌苔薄白,脉缓无力,指纹淡红。因佝偻病导致的肢体畸形者,应由专业医师进行规范手法的纠正。

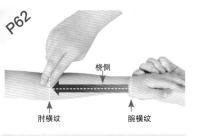

推三关

术者食、中二指并拢,自孩子前臂桡侧腕横纹推至肘横纹处,推100~500次。

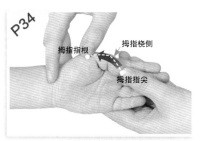

补脾经

使孩子拇指微屈,术者以右手拇指桡侧或指面自孩子拇指桡侧自指尖推至指根,推100~500次。

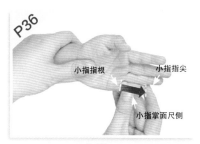

补肾经

术者右手拇指自孩子小指掌面偏尺侧指根推至指尖,推100~500次。

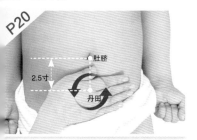

逆摩丹田

术者掌心逆时针摩孩子小腹。摩300~500次。

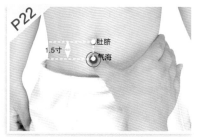

按揉气海

术者拇指按揉孩子脐下1.5寸,按揉100~300次。

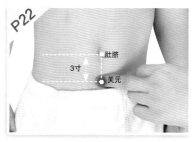

揉关元

术者中指指腹揉孩子脐下3寸,揉100~300次。

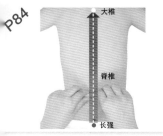

捏脊

术者用捏法自孩子长强而上至大椎,每捏3下将脊提1下,3~5遍。

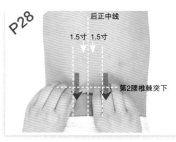

重提肾俞

每遍捏脊过程中,术者两手拇指、食指相对向上重提肾俞,向上提起1次。

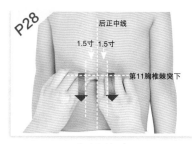

重提脾俞

每遍捏脊过程中,术者两手拇指、食指相对向上重提脾俞,向上提起1次。

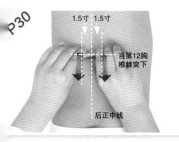

重提胃俞

每遍捏脊过程中,术者两手拇指、食指相对向上重提胃俞,向上提起1次。

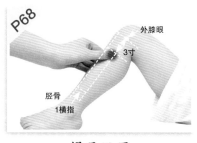

揉足三里

术者拇指指腹揉外侧膝眼下3寸,揉50~100次。

新生儿保健

【典型症状】新生儿出生后，环境发生了巨大改变，自身各系统的功能尚未发育成熟，抗感染能力弱，易患各种疾病，是生命的最脆弱时期，所以新生儿保健很重要。

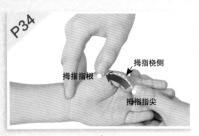

补脾经

使孩子拇指微屈，术者以右手拇指桡侧或指面自孩子拇指桡侧自指尖推至指根，推100~500次。

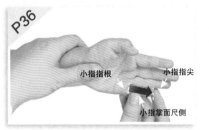

补肾经

术者右手拇指自孩子小指掌面偏尺侧指根推至指尖，推100~500次。

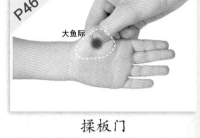

揉板门

术者拇指揉孩子大鱼际平面中点，揉100~300次。

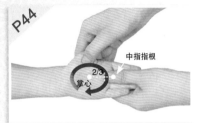

顺运内八卦

术者用左手拇指按定离卦，右手拇指自乾卦开始向坎卦运至兑卦结束。（见44页具体解释）

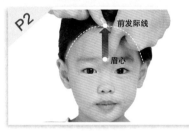

开天门

术者两拇指自孩子眉心向额上交替直推至发际，推30~50次。

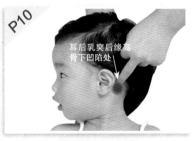

推坎宫

术者两拇指自孩子眉心分推至眉梢，推30~50次。

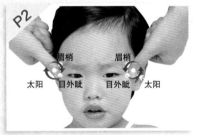

运太阳

术者两手托扶孩子头部，两拇指运孩子两眉后凹陷处，运20~30次。

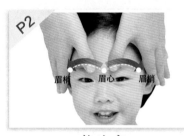

揉耳后高骨

术者中指揉孩子耳后乳突后缘高骨下凹陷处，揉20~30次。

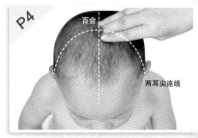

摩揉百会

术者右手食、中、无名指三指摩揉孩子两耳尖直上，头顶中央旋毛处，摩揉100~200次。

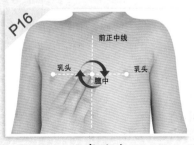

顺摩膻中

术者食、中、无名指三指顺时针摩孩子两乳头连线中点凹陷，摩300~500次。

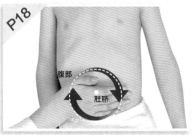

顺摩腹

术者用掌顺时针摩孩子腹部，摩300~500次。

安神保健

【典型症状】由于小儿神气怯弱，知觉未开（神经系统发育不健全），孩子病理特点为心气有余，见闻易动，易受惊吓，故病多惊悸哭叫，手足动摇，神乱不安等。

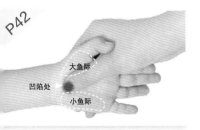

揉小天心

术者拇指指腹揉孩子大小鱼际交接凹陷处，揉300次。

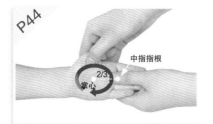

顺运内八卦

术者用左手拇指按定离卦，右手拇指自乾卦开始向坎卦运至兑卦结束。（见44页具体解释）

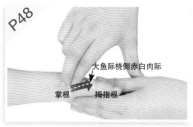

清胃经

术者食指自孩子大鱼际桡侧掌根推至拇指根，推100~500次。

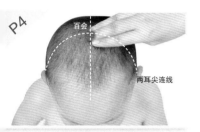

摩揉百会

术者右手食、中、无名指三指摩揉孩子两耳尖直上，头顶中央旋毛处，摩揉100~200次。

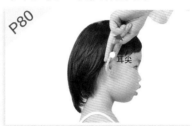

猿猴摘果（1）

术者食、中二指夹住孩子耳尖向上提10~20次。

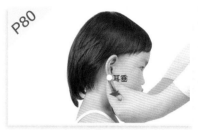

猿猴摘果（2）

术者拇、食二指捏两耳垂向下扯10~20次。

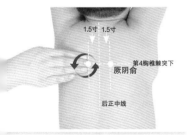

逆摩厥阴俞

厥阴俞，在背部，当第4胸椎棘突下，旁开1.5寸处。术者食、中、无名指三指指腹逆时针摩孩子两侧厥阴俞，摩50~100次。

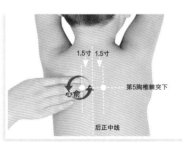

逆摩心俞

心俞，在背部，当第5胸椎棘突下，旁开1.5寸处。术者食、中、无名指三指指腹逆时针摩孩子两侧心俞，摩50~100次。

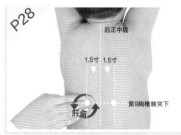

逆摩肝俞

术者食、中、无名指三指指腹逆时针摩孩子两侧肝俞，摩50~100次。

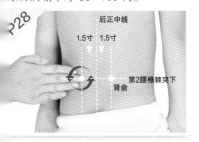

逆摩肾俞

术者食、中、无名指三指指腹逆时针摩孩子两侧肾俞，摩50~100次。

益智保健

【典型症状】益智保健法能促进小儿智力开发，身心健康，精神愉快；并对小儿的五迟（立迟、行迟、发迟、齿迟、语迟）、五软（头项软、口软、手软、足软、肌肉软）、解颅等属小儿发育障碍的疾患有一定的治疗作用。

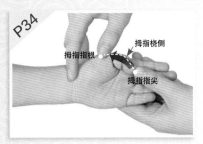

补脾经

使孩子拇指微屈，术者以右手拇指桡侧或指面自孩子拇指桡侧自指尖推至指根，推100~500次。

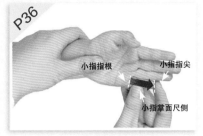

补肾经

术者右手拇指自孩子小指掌面偏尺侧推至指尖，推100~500次。

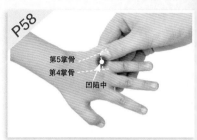

揉二人上马

术者拇指揉孩子手背第4、第5掌骨小头后凹陷处，揉100~500次。

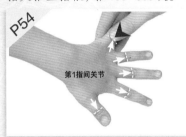

掐揉五指节

术者拇指指甲依次掐孩子手背五指第1指间关节，继而揉之。掐3~5次，揉30~50次。

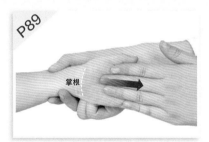

推五经（1）

术者与孩子相对，用左手推左手，右手推右手。推时掌根相对，从掌根开始推。

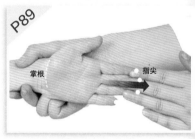

推五经（2）

一直推至指尖，推300~500次。

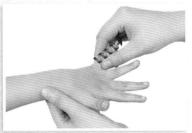

捻十指

术者拇指指腹与食指相对依次捻揉孩子10个手指，紧捻慢走，操作1遍。

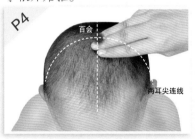

摩揉百会

术者食、中、无名指指腹摩揉头顶正中线与两耳尖连线之交点，摩揉100~200次。

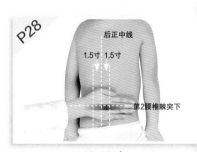

擦肾俞

术者右手掌心横擦孩子肾俞，300~500次。

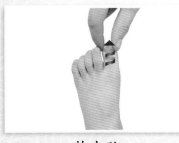

捻十趾

术者拇指指腹与食指相对依次捻揉孩子10个脚趾，紧捻慢走，操作1遍。

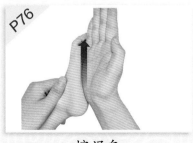

擦涌泉

术者右手手掌小鱼际竖擦孩子脚底涌泉，擦100~400次。

健脾和胃保健

【典型症状】脾胃为后天之本，气血生化之源，小儿脏腑形态发育未全，故运化功能也未健全，易为饮食所伤而出现积滞、呕吐、泄泻、厌食等症。但小儿生长发育快，需要的水谷精微更迫切，因此要注意调理脾胃。

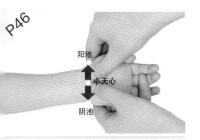

分推手阴阳

术者两手拇指指腹，从孩子小天心向阴池、阳池分推，推100~150次。

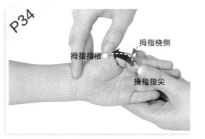

补脾经

使孩子拇指微屈，术者以右手拇指桡侧或指面自孩子拇指桡侧自指尖推至指根，推100~500次。

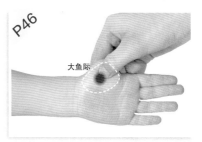

揉板门

术者拇指揉孩子大鱼际平面中点，揉100~300次。

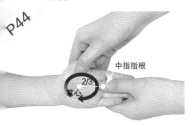

顺运内八卦

术者用左手拇指按定离卦，右手拇指自乾卦开始向坎卦运至兑卦结束。（见44页具体解释）

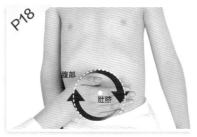

顺摩腹

术者用掌顺时针摩孩子腹部，摩300~500次。

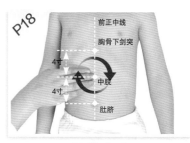

顺摩中脘

术者右手四指或掌心顺时针摩孩子脐上4寸，摩300~500次。

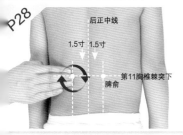

顺摩脾俞

术者食、中、无名指三指指顺时针摩孩子两侧脾俞，摩50~100次。

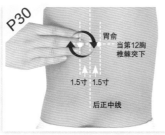

顺摩胃俞

术者食、中、无名指三指指顺时针摩孩子两侧胃俞，摩50~100次。

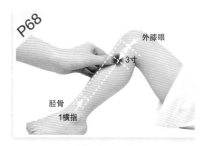

揉足三里

术者拇指指腹揉外侧膝眼下3寸，揉50~100次。

健脾保肺保健

【典型症状】小儿肺常不足,因肺为清虚之体,既易于受邪,又不耐寒热,故在病理上形成了肺为娇脏,难调而易伤的特点。经常采用健脾保肺推拿法可以调达营卫、宣通肺气,增强身体的御寒能力,预防感冒的发生。

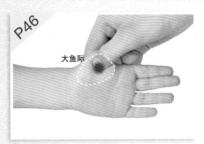

揉板门

术者拇指揉孩子大鱼际平面中点,揉100~300次。

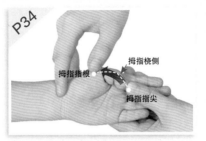

补脾经

使孩子拇指微屈,术者以右手拇指桡侧或指面自孩子拇指桡侧自指尖推至指根,推100~500次。

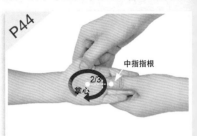

顺运内八卦

术者用左手拇指按定离卦,右手拇指自乾卦开始向坎卦运至兑卦结束。(见44页具体解释)

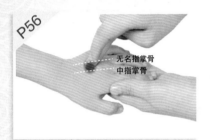

揉外劳宫

术者中指端揉孩子手背的中指与无名指掌骨中间,揉100~500次。

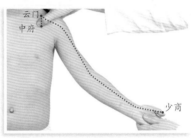

循肺经

沿着手太阴肺经,从中府(云门垂直向下平第1肋间隙处)、云门(锁骨窝下凹陷处)一直推到少商。

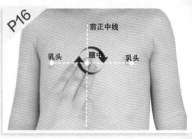

摩膻中

术者食、中、无名指三指摩孩子两乳头连线中点凹陷,摩300~500次。

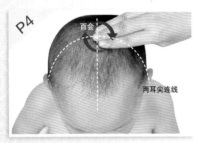

摩揉百会

术者食、中、无名指指腹摩揉孩子两耳尖直上,头顶中央旋毛处,摩揉100~200次。

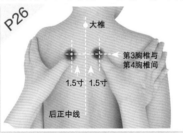

揉肺俞

术者两手四指抚孩子肩臂处,两手拇指指腹揉肺俞,揉50~100次。

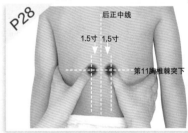

揉脾俞

术者两手四指抚孩子胁下,两拇指指腹揉脾俞,揉50~100次。

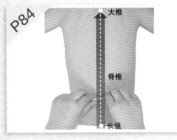

捏脊

术者用捏法自孩子长强而上至大椎,每捏3下将脊提1下,3~5遍。

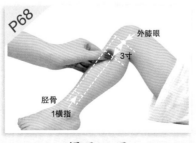

揉足三里

术者拇指指腹揉外侧膝眼下3寸,揉50~100次。

小儿眼部保健

【典型症状】 眼保健推拿法是通过推拿手法对穴位的刺激,达到疏通经络,调和气血,增强眼周围肌肉血液循环的目的,改善眼部神经的营养,使眼肌的疲劳得以解除。为了保护视力,预防近视,同时应培养良好的卫生习惯。

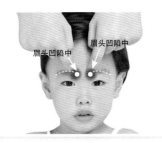

按揉攒竹

攒竹,在面部,当眉头凹陷中,眶上切迹处。术者拇指或食指按揉之,按3~5次,揉30~50次。

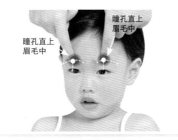

按揉鱼腰

鱼腰,在额部,瞳孔直上,眉毛中。术者拇指或食指按揉之,按3~5次,揉30~50次。

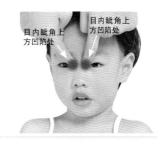

按揉睛明

睛明,在面部,目内眦角稍上方凹陷处。术者食指端按揉之,按3~5次,揉30~50次。

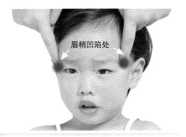

按揉丝竹空

丝空竹,在面部,当眉梢凹陷处。术者拇指或食指按揉之,按3~5次,揉30~50次。

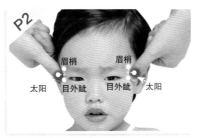

揉太阳

术者两手托孩子头部,再以两拇指揉太阳,揉20~30次。

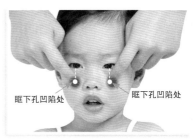

按揉四白

四白,在面部,目正视,瞳孔直下,当眶下孔凹陷处。术者拇指或食指按揉之,按3~5次,揉30~50次。

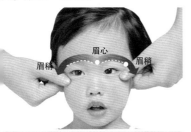

刮眼眶

眼眶,眼窝四周骨骼。术者两手母指从孩子眉心沿眉毛刮向眉毛,刮20~30次。

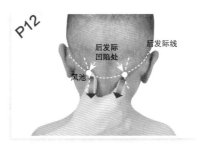

拿风池

术者右手拇、食二指同时拿孩子后发际两侧凹陷处,拿5~10次。

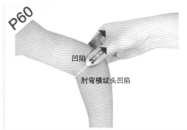

拿曲池

术者拇指、食指指腹相对拿手肘曲池,拿3~5次。

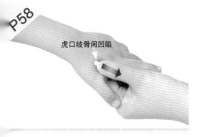

拿合谷

术者拇指、食指相对拿孩子手虎口凹陷中,拿3~5次。

病后调养保健——预防食复

【典型症状】热病过后，孩子饮食过度，导致余邪夹食滞而症状反复，临床上称之为食复。

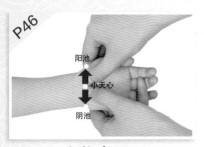

分推手阴阳

术者两手拇指指腹，从孩子小天心向阴池、阳池分推，推100~150次。

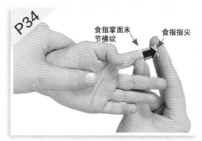

清肝经

术者右手拇指自孩子食指掌面末节横纹起向指尖推，推100~500次。

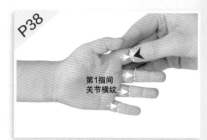

掐揉四横纹

术者拇指指甲依次掐孩子食、中、无名、小指第1指间关节横纹，继而揉之。掐3~5次，揉100~500次。

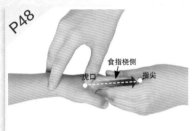

清大肠

术者右手拇指桡侧面，自孩子虎口直推至食指指尖，推100~500次。

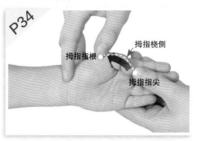

补脾经

使孩子拇指微屈，术者以右手拇指桡侧或指面自孩子拇指桡侧自指尖推至指根，推100~500次。

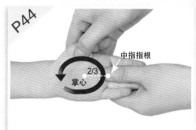

逆运内八卦

术者用左手拇指按定离卦，右手自乾卦开始向兑卦运至坎卦结束。（见44页具体解释）

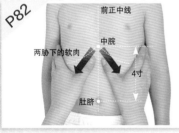

分推腹阴阳

术者两拇指自孩子中脘向两旁斜下分推之，推50~100次。

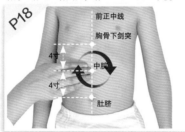

顺摩中脘

术者右手四指或掌心顺时针摩孩子脐上4寸，摩100~500次。

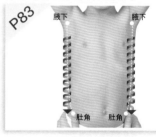

按弦走搓摩

取仰卧，孩子双手上举，术者双掌在孩子两腋下至肚角自上而下作搓摩50~100次。

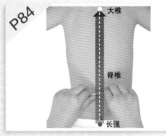

捏脊

术者用捏法自孩子长强而上至大椎，每捏3下将脊提1下，3~5遍。

病后调养保健——预防劳复

【典型症状】孩子大病初愈后，应当适当休息，减少活动，否则活动剧烈，过分疲劳，可引起再度发热，临床上称之为劳复。

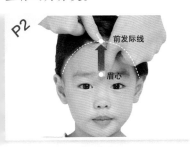

开天门

术者两拇指自孩子眉心向额上交替直推至发际，推30~50次。

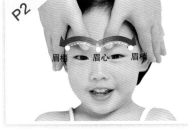

推坎宫

术者两拇指自孩子眉心分推至眉梢，推30~50次。

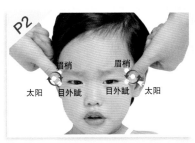

运太阳

术者两手托扶孩子头部，两拇指运孩子两眉后凹陷处，运20~30次。

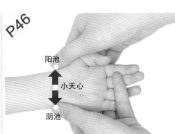

揉耳后高骨

术者中指揉孩子耳后乳突后缘高骨下凹陷处，揉20~30次。

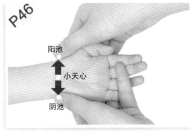

分推手阴阳

术者两手拇指指腹，从孩子小天心向阴池、阳池分推，推100~150次。

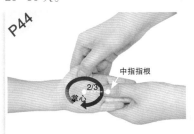

顺运内八卦

术者用左手拇指按定离卦，右手拇指自乾卦开始向坎卦运至兑卦结束。（见44页具体解释）

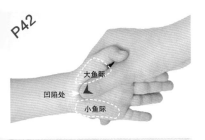

掐揉小天心

术者拇指指甲掐孩子大小鱼际交接凹陷，继而揉之。掐3~5次，揉300次。

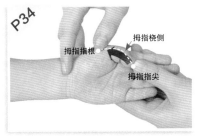

补脾经

使孩子拇指微屈，术者以右手拇指桡侧或指面自孩子拇指桡侧自指尖推至指根，推100~500次。

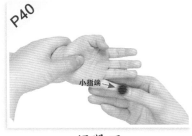

揉肾顶

术者拇指揉孩子小指掌面末端，揉100~500次。

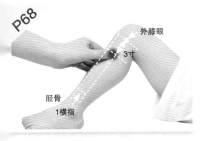

揉足三里

术者拇指指腹揉外侧膝眼下3寸，揉50~100次。

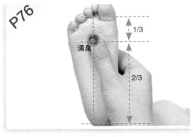

揉涌泉

术者右手拇指指腹揉足掌心前1/3处，揉30次。

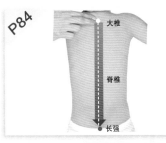

推脊

术者食、中二指指腹从孩子大椎至长强自上而下直推，推100~300次。

附录1
常用推拿技法

　　小儿推拿手法的基本要求是均匀，柔和，平稳，从而达到深透的目的。均匀，是指手法动作要有节律性，不能时快时慢，用力要轻重得当，即要有轻有重；柔和，是指手法用力要灵活，缓和，中病即止，不可一味攻伐；平稳，是要求手法轻而不浮，重而不滞，通过均匀、柔和、平稳的操作，最后达到深透祛病目的。

　　小儿推拿手法的操作顺序，一般先上肢，次头面，胸腹，腰背，下肢；也可先重点，后一般。强刺激手法，除急救以外，一般放在最后操作，以免小儿哭闹不安，影响治疗。

　　小儿推拿手法操作时间的长短，应根据病情、体质而定，因病因人而异。《推拿三字经》中有"大三万，小三千，婴三百，加减良"的说法，关键是加减良，不拘泥于数而又有数。

　　小儿推拿手法的补泻作用，也要应症施用。手法动作方向与经络走行方向有关，如顺经操作为补，逆经操作为泻。此外，手法刺激轻重与补泻也有关系，一般认为轻刺激为补，重刺激为泻；再则与手法速度快慢也有关系，如急摩为泻，缓摩为补；时间长短与补泻关系是：时间长为泻，短为补；治疗时虚则补、实则泻，虚中挟实先补后泻，实中挟虚先泻后补，应随症施用。

推法

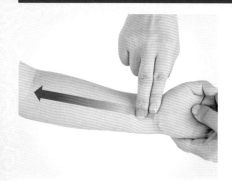

清天河水

一、直推法

【操作手法】
以拇指桡侧或指腹，或食、中二指指腹在穴位上作直线推动。
【动作要领】
直推和分推时必须要始终如一，呈直线单行方向。

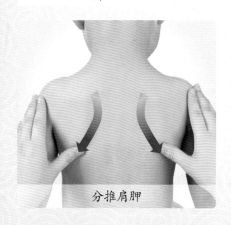

分推肩胛

二、分推法

【操作手法】
用两手拇指指腹或桡侧，或食、中二指指腹，自穴位向两旁作分向推动，或作"八"形推动。
【动作要领】
推动穴位时，动作须有节律性，用力均匀柔和。

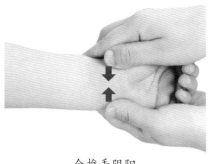

合推手阴阳

三、合推法

【操作手法】

用两拇指指面自穴位两旁向穴中推动合拢，此法动作方向与分推法相反。

【动作要领】

拇指或食、中二指指间各关节要自然伸直，不要有意屈曲。

按法

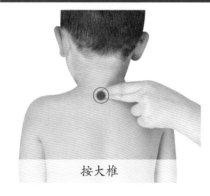

按大椎

【操作手法】

用拇指或中指指腹或掌心（根）在选定的穴位上用力向下揿压，一压一放地反复进行。

【动作要领】

用力必须缓和渐进，切忌粗暴。

揉法

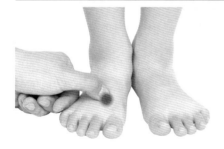

揉太冲

【操作手法】

用中指或拇指指腹，或掌根，或大鱼际吸定于穴位，以腕关节和掌指关节屈伸旋转为主动，或以腕关节回旋活动为主动，带动前臂作顺时针或逆时针方向旋转活动。

【动作要领】

操作时，压力要均匀着实，动作宜轻柔而有节律性。

摩法

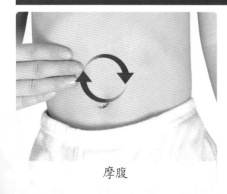

摩腹

【操作手法】

用食、中、无名、小指指腹或掌面放在穴位上，以腕关节屈伸，前臂旋转为主动，连同前臂作顺时针或逆时针方向的环旋抚摩动作。

【动作要领】

根据病情和体质，做摩法时注意顺时针或逆时针方向，一般顺时针为泻，逆时针为补。以达到预期的补泻疗效。

运法

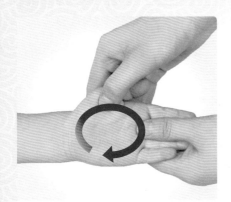

顺运内八卦

【操作手法】
用拇指或食、中 二指腹在穴位上作由此及彼的弧形或环形运动。

【动作要领】
指腹一定要贴紧施术部位，宜轻不宜重，宜缓不宜急，是用指腹在体表穴位上作旋转摩擦移动，不带动皮下组织。

掐法

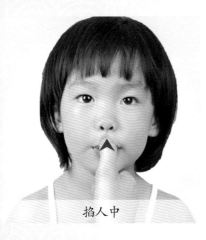

掐人中

【操作手法】
用拇指垂直用力，或用指甲重掐患儿某处或穴位。

【动作要领】
用拇指指甲逐渐用力，垂直掐压穴位，掐时缓缓用力，切忌爆发用力。

捏法

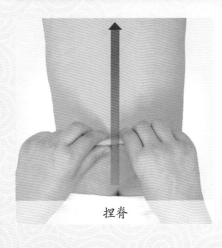

捏脊

【操作手法】
用拇指桡侧缘顶住皮肤，食、中二指前按，三指同时用力提拿皮肤，双手交替捻动向前。

【动作要领】
操作时两手交替进行，不可间断，不可带有拧转，捻动须直线进行，不可歪斜。

搓法

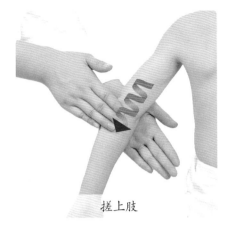

搓上肢

【操作手法】

用双手掌心夹住一定部位，相对交替用力做相反方向的来回快速搓动，同时作上下往返移动。

【动作要领】

动作要协调、柔和、均匀，摩动快，由上向下缓慢移动，但不要间断。

摇法

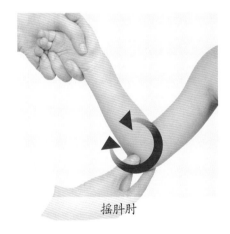

摇肘肘

【操作手法】

用左手托扶关节近端，右手握住关节远端，做较大幅度转运或摇动。

【动作要领】

操作时动作要缓和稳定，用力宜轻松。摇动的方向和幅度须在生理许可的范围之内。

拿法

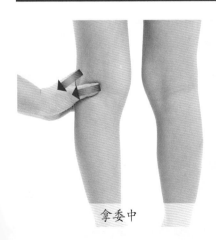

拿委中

【操作手法】

用拇指与食、中二指相对捏住某一部位或穴位，逐渐用力内收，并作持续的揉捏动作。

【动作要领】

捏而提起谓之拿。操作时，肩臂要放松，腕掌要自然蓄力，用拇指指腹着力。

附录2
儿童常用穴位图

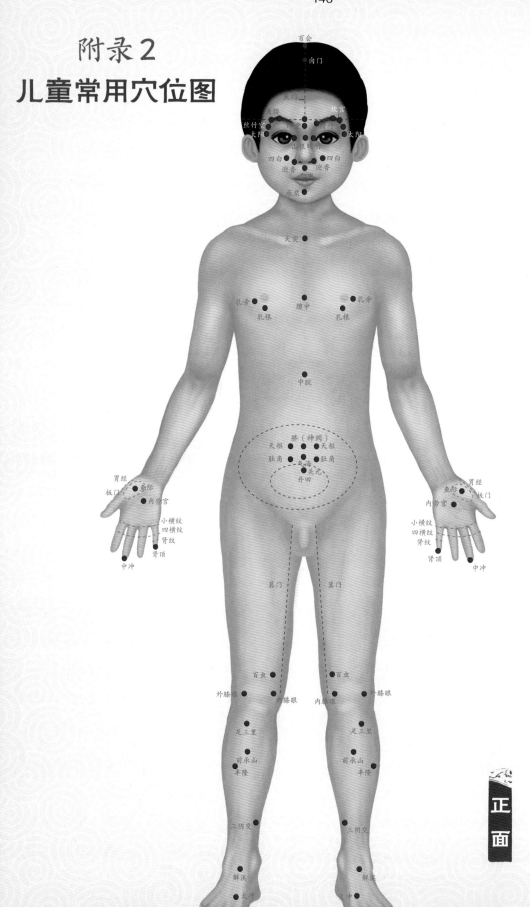

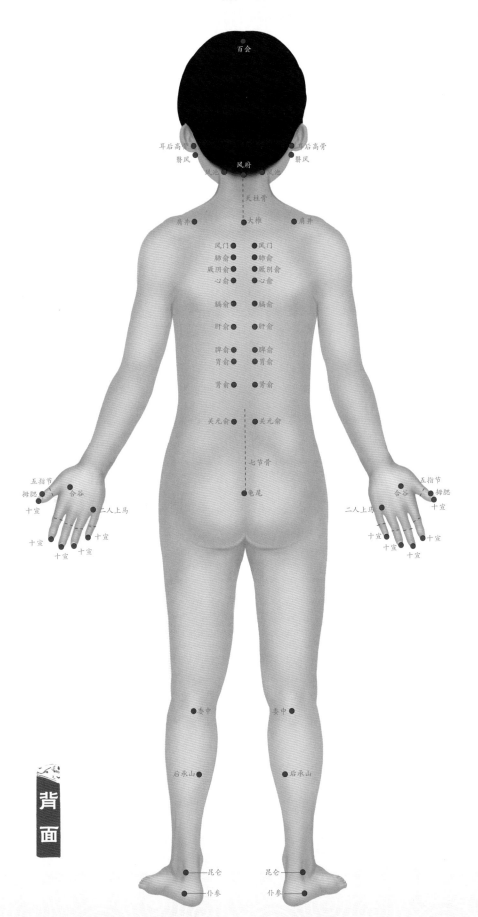

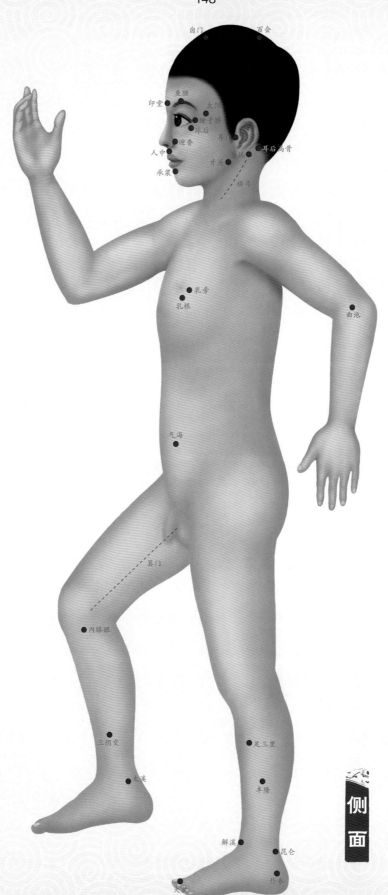

侧面

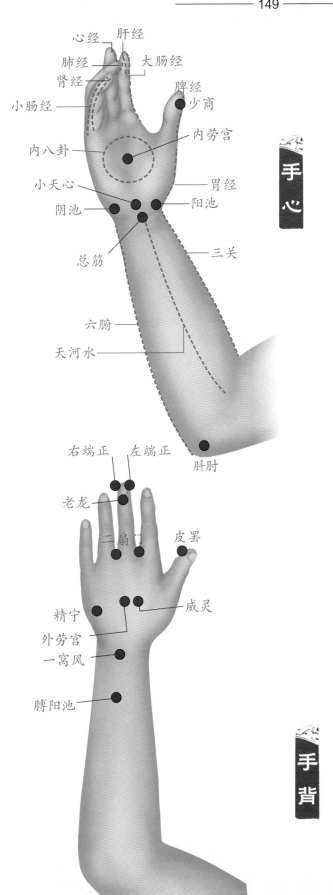

心经　肝经
肺经　大肠经
肾经
脾经
小肠经　少商
内八卦　内劳宫
手心
小天心　胃经
阴池　阳池
总筋　三关
六腑
天河水
右端正　左端正
老龙　肘肘
二扇门　皮罢
精宁　威灵
外劳宫
一窝风
膊阳池
手背

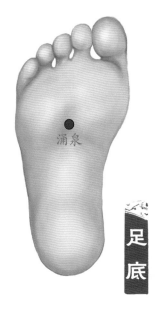

涌泉
足底

图书在版编目（CIP）数据

张素芳小儿推拿技法图谱 / 周奕琼 , 刘晓峰主编 .—南京 : 江苏凤凰科学
技术出版社 , 2018.07（2025.05 重印）
（汉竹 • 亲亲乐读系列）
ISBN 978-7-5537-9125-8

Ⅰ.①张… Ⅱ.①周…②刘… Ⅲ.①小儿疾病–推拿–图解 Ⅳ.① R244.15-64

中国版本图书馆 CIP 数据核字（2018）第 068979 号

张素芳小儿推拿技法图谱

主　　　审	张素芳
主　　　编	周奕琼　刘晓峰
编　　　著	汉竹
责 任 编 辑	刘玉锋　阮瑞雪
特 邀 编 辑	陈岑
责 任 校 对	仲敏
责 任 设 计	蒋佳佳
责 任 监 制	刘文洋
出 版 发 行	江苏凤凰科学技术出版社
出 版 社 地 址	南京市湖南路 1 号 A 楼，邮编：210009
出 版 社 网 址	http://www.pspress.cn
印　　　刷	南京新世纪联盟印务有限公司
开　　　本	787 mm×1 092 mm　1/16
印　　　张	10
字　　　数	200 000
版　　　次	2018 年 7 月第 1 版
印　　　次	2025 年 5 月第 41 次印刷
标 准 书 号	ISBN 978-7-5537-9125-8
定　　　价	49.80 元（书内附赠小儿推拿视频）